금연분투기

사람들의 4대 착각

1. 남자들의 착각
   _ 임자 없는 여자는 다 자기 여자가 될 수 있는 줄 안다.
2. 여자들의 착각
   _ 남자가 같은 방향으로 오면 자기에게 관심 있어 따라오는 줄 안다.
3. 실연당한 사람들의 착각
   _ 현재 자신이 세상에서 제일 비참한 줄 안다.
4. 담배 피우는 사람들의 착각
   _ 마음만 먹으면 언제든지 끊을 수 있다고 생각한다.

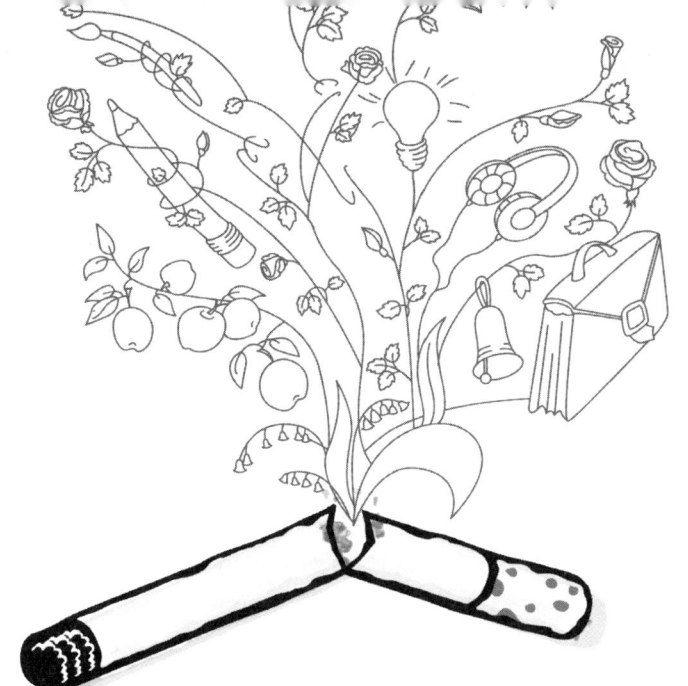

골초 이 과장의 죽자사자
금연분투기

이현우 지음

고래북스
like a whale in the ocean

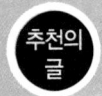

담배를 만들지도 팔지도 않는 나라가 되기를

　우리 한국금연운동협의회가 담배 끊기 운동을 시작한 지도 어느덧 20여 년이 다 되었다. 이 운동을 처음 시작할 당시에는 많은 사람들이 담배의 유해성에 대해 지금처럼 심각하게 깨닫지 못하였다. 시외버스 안에서, 심지어는 갓난아이가 있는 방 안에서도 담배 피우는 사람이 있던 때였다. 지금 생각하면 모골이 송연해진다.

　우리뿐만 아니라 수많은 분들과 여러 단체의 노력으로 이제는 담배가 마약이라는 사실을 모든 사람이 알게 되었다. 그런데 그런 사실을 알면서도 담배는 중독성이 강해 쉽게 끊지 못한다. 통계에 의하면 흡연자의 73%가 금연을 희망하고, 지난 1년 동안 이들의 78%가 한 번 또는 그 이상 금연을 시도했고, 새해가 되면 흡연자의 절반이 금연을 목표로 정한다고 한다. 하지만 금연에 성공하는 사람은 3~5%밖에 되지 않는다. 담배는 그만큼 끊기 힘들다.

　문제는 이렇게 끊기 힘든 담배를 자라나는 청소년들, 심지어는 초등학생들까지도 미처 그 위험을 깨닫기 전에 피우기 시작한다는 사실이다. 어른들 흉내를 내는 것이다.

　아이들은 우리의 미래이다. 우리 어른들에게는 그들을 지켜줘야 할 의무가 있다. 그래서 이제는 아예 공중보건 차원에서 예방접종을 의무화하듯 법적으로 담배를 피울 수 없게 만들어야 한다. 그 길만이 우리 국민과 미래의 아이들을 담배로부터 지킬 수 있는 유일한 방법이다.

이 책의 글쓴이도,

'내 아이가 여자든 남자든, 나이가 많든 적든, 모범생이든 문제아든 부모로써 아이에게 꼭 한 가지만은 부탁하시오. 무얼 해도 좋으니 담배만은 피우지 말라고. 절대로 그것만은 하지 말라고 하시오. 부탁해서 안 들으면 빌기라도 하시오. 그 일은, 담배 피웠을 당신 아이가 나이 먹은 뒤 반드시 받게 될 대수술 한 번 이상을 미리 막아 준 거라오.'

라고 말하고 있다. 이런 심정은 담배를 끊어본 사람 모두의 공통점일 것이다.

한번 배우면 끊는데 엄청난 고통을 겪어야 하는 게 담배이다. 그래서 나에게는 한 가지 소원이 있다. 제발 우리나라가 담배를 만들지도 팔지도 않는 세계 최초의 나라가 되었으면 좋겠다.

금연에 관한 책이 나온다고 하여 반갑게 보았더니, 담배 끊는데 크게 도움을 줄만한 내용을 담고 있었다. 아무쪼록 담배를 끊고자 하는 분들께 많은 도움이 되기를 바란다.

한국금연운동협의회 회장 金 駟 舜

없어져야할 담배

담배가 사람들에게 얼마나 큰 해를 끼치는지 모르고 그런 담배를 피우도록 만든 우리의 환경이 안타까울 뿐이다. 백해무익한 담배를 만들어서 왜 이렇게 사람들을 괴롭히는 걸까? 하는 원망도 생긴다.

담배로부터 자유로워지기 위해서는 우선 이 사회 환경이 바뀌어야 한다. 무엇보다 정부정책이 보다 적극적이고 실천가능한 쪽으로 바뀌어야 한다. 그런데도 현실은 흡연자들에게만 잘못을 돌리고 있다. 그로 인해 비흡연자들이 겪는 고통은 이루 말할 수 없이 크다. 비흡연자들은 담배를 피우지 않으면서도 독약이나 다름없는 담배 연기를 어쩔 수 없이 마셔야 한다.

난 그 동안 나름대로 세금 많이 내어 국가에 충성한다(?)고 생각하며 30여 년 동안 담배를 피웠다. 그리고 지금은 담배 끊은 지 약 3년이 되어간다. 담배를 끊으면서 겪은 고통은 말로 다 할 수 없을 정도다. 그 고통은 당해보지 않은 사람은 상상도 할 수 없다.

그렇게 끊기 힘든 담배를 나는 왜 배웠을까? 지금 생각해 보면 담배는 내가 좋아서 배운 게 아니었다. 남의 권유 혹은 호기심과 사회에 팽배한 잘못된 우월주의 때문이었다. 현재 담배를 피우는 많은 사람들도 나와 다르지 않을 것이다. 그런데 지금 이 시간에도 많은 사람들이 그런 잘못을 저지르고 있다. 죽기보다 끊기 힘든 담배를 배우고 있는 것이다.

담배는 우리 사회에서 사라져야 한다. 안 피우는 사람은 배우지 말아야 하고, 피우는 사람은 끊어야 한다. 그렇게 하기 위해서는 정부 차원에서 광범위한 금연운동을 해야 한다. 또한 지금보다 획기적이고 적극적인 프로그램을 병행해야 한다.

다년간 금연에 관한 카페를 운영해오면서 느낀 바로는, 금연을 시도하는 사람들 중에는 그냥 남들이 하니까 시험 삼아 나도 한번 해보겠다는 생각으로 하는 사람들이 많은 것 같다. 그런 생각으로 금연을 시도하는 사람들에게 반드시 금연하지 않으면 안 될, 피부로 직접 느낄 수 있는 강력한 프로그램을 개발해야 할 것이다. 그래서 담배 없는 깨끗한 거리, 담배 없는 건강한 나라가 되었으면 좋겠다.

이런 생각을 하고 있던 중, 금연에 관한 책이 나온다고 하여 반가웠다. 담배 끊는 일이 얼마나 힘든지 생생하게 잘 보여주는 책이다. 이 책이 담배를 끊으려는 사람, 혹은 지금 끊기 위해 노력하고 있는 분들께 도움이 되기를 진심으로 바란다.

다음 카페 '금연자와 금연도전자들의 모임(cafe.daum.net/parkjaemin)' 운영자
重傳 / 이 희 빈

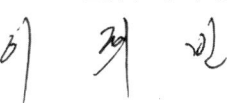

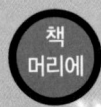
책 머리에

　이 책은 내가 몇 년에 걸쳐 담배 끊기를 시도하면서 미치도록 힘들었던 과정을 적어온 기록이다. 이 일기 쓸 때 책으로 낼 생각을 전혀 안 했기 때문에, 가장 솔직하게 적은 글이다. 그래서 이 책에는 유명한 박사님들이 쓰신 금연 책처럼 담배의 역사, 유해 성분 등등의 학술적 지식이 없다. 내가 겪어봐서 안다. 담배 끊으려는 대다수 사람들은 먹고 살기도 바쁜데 그런 거까지 공부할 시간이 없다. 그냥 '쉽게 담배 끊을 수 있는 방법'만 알면 된다.

　일단 담배 끊을 결심을 하면 누구든지 나와 똑같은 과정을 거칠 거다. 이 책은 그 끔찍한 과정을 미리 경험하게 해주고, 이겨내는 방법을 생생하게 알려 줄 것이다.

　이 책에는 내가 직접 몸으로 깨우친 금연 방법이 많이 있다. 그런데 나중에 책으로 묶기 위해 정리하다 보니 내가 사용했던 방법이 전문가들이 권하는 방법들과 비슷했다. 하지만 나는 이 방법들을 책이나 인터넷에서 배운 것이 아니라 온몸으로 직접 터득한 것들이기에 훨씬 생생하게 느껴질 것이다.

　이 책을 읽는 사람은 나와 똑같을 거다. 죽어라고 일해도 맨날 돈에 쪼들리고, 직장에서는 툭 하면 윗사람한테 깨지고, 아랫사람들은 은근히 무시하는 것 같고, 퇴근할 때 소주 한 잔 생각나고, 집에서는 마누라 잔소리에다…. 그러다보니 담배 못 끊는 건 당연하다고 생각하는, 대한민국 직장

인들일 거다.

　그런데 그런 사람들이 담배 끊을 결심을 했다면, 분명히 자기 몸이 예전과 다른 이상을 느꼈을 것이다. 그렇지 않다면 담배 끊을 결심은 절대로 하지 않았을 테니까.

　난 담배 한번 피웠던 사람은 끊을 수 없다고 생각한다. 담배는 끊는 게 아니라 평생토록 참는 거다. 나도 담배 끊은 지 4년이 지났지만 지금도 피우고 싶을 때가 있다. 담배 끊는 게 오죽이나 힘들면 10명 중에 1~2명만 성공한다고 하겠는가.

　이 책을 읽은 독자들이 그 1~2명에 포함되길 진심으로 바란다. 그래야 흡연자 10명 중 9명이 반드시 '담배병'에 걸린다는 70세가 되었을 때, 자식들에게 '저 노인네 빨리 안 죽나?' 하는 서러운 소리 안 들을 것이기 때문이다.

2008년 새해에
이 현 우

차 례

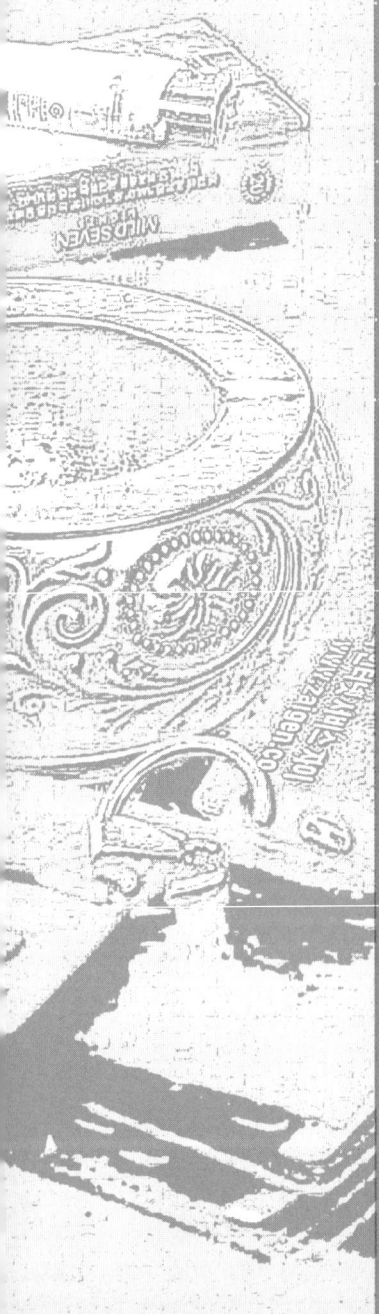

추천의 글 04

책머리에 08

제1장 망할 놈의 담배를 배워서 11

제2장 아이코, 죽어도 못 끊겠다 23

제3장 제발 좀 떨어져라 이 찰거머리 담배 귀신아! 43

제4장 38세, 향연은 끝났다 203

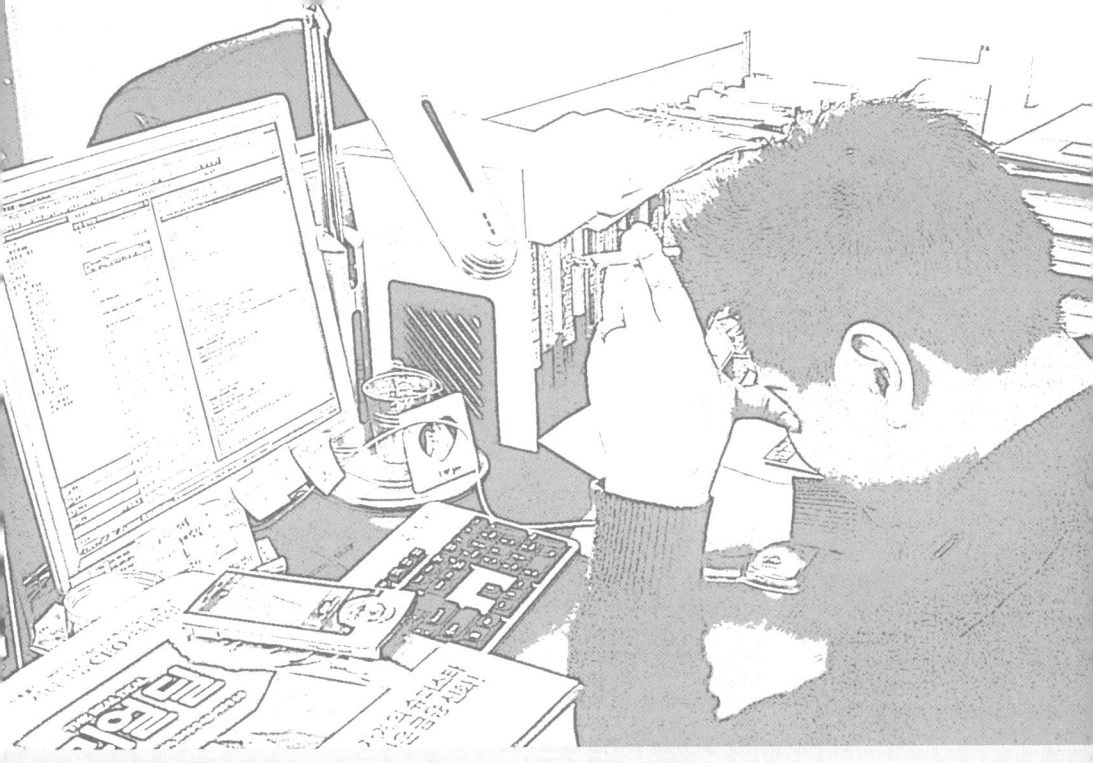

제1장

망할 놈의 담배를 배워서

20년 전

벌써 2학년도 끝나간다. 아, 내가 벌써 세 달 뒤면 고3이라니.

오늘은 토요일, 재수에 옴 붙은 날이다. 숙제 안했다고 국어선생한테 귀때기 얼얼하게 꼬집혔다. 수학시간엔 재수 없게 7번대가 칠판 문제 풀기에 걸렸다.

"7번, 17번, 27번, 37번, 47번 나와서 129페이지 문제 순서대로 풀어."

하필 왜 7번대야? 아, 오늘이 27일이구나. 이런 젠장, 미리 책에다 답 베껴 놓는 건데…. 책 대신 책표지 똑같은 수학참고서 들고 나갔다.

"책들 내놔 봐."

수학선생이 미쳤나. 왜 안하던 책 검사를 하고 그래?

걸려서 손바닥 다섯 대 맞고, 문제 못 풀었다고 다시 다섯 대 더 맞았다.

토요일 수업 끝났는데, 오늘 우리 분단 청소다. 노는 놈들 다 도망가고 다섯 명이서 했다. 맨날 도망치는 놈들 뻔히 알면서도 모른 척 하는 담탱이가 더 밉다.

오늘은 3학년 형들 보충수업도 없나 보다. 철봉대에서 나를 기다려 주는 지호와 정호, 택준이 말고는 10월의 운동장은 썰렁하다.

지호가 주머니에서 담배 두 개비를 꺼내자 택준이 눈이 둥그레진다.

"어디서 났냐?"

"우리 아빠 거 슬쩍 했다."

화장실 뒤 담장 밑. 개나리 줄기가 엉킨 우리 학교 비밀 흡연실. 두 달 전부터 담배를 피운 지호가 폼 나게 한 모금 빨았다. 코로 내뿜는 연기가 짱 멋지다. 두 모금 빨고 택준이한테 넘기고, 택준이도 깊게 빤 뒤 코로 연기를 내뿜는다.

"니들도 한번 피워봐. 패앵 돈다 돌아."

택준이가 정호와 나한테 담배를 내민다. 피워? 말어? 우리는 아직 담배를 안 피운다. 정호가 담배를 받아 피운다. 하지만 지호나 택준이처럼 연기를 삼키지는 않는다. 입으로만 빨았다가 내뿜는다. 두 모금 빨고 나한테 넘긴다. 지호가 씩 웃는다.

"입으로만 피지 말고 목구멍 안까지 쭉 빨아 봐. 끝내준다 너."

어물어물, 담배를 물었다. 냄새, 고약하다. 에라 모르겠다. 쭈우욱!

쿠엑, 커어억 컥. 코올록, 콜록콜록. 캑캑. 목구멍이, 목구멍이… 우와 죽겠다. 정말 죽을 것 같다. 숨을 못 쉬겠다. 입에선 침이 줄줄, 눈에선 눈물이 찔끔찔끔. 기침이 끝도 없이 나온다. 눈물콧물 범벅이다.

"처음엔 다 그래."

모두 낄낄거린다. 나도 눈물 그렁그렁한 눈으로 웃는다.

이제 나도 청소 안하고 도망칠 거다. 나도 담배 피우니까.

글쓴이 조언

아이가 여자든 남자든, 나이가 많든 적든, 모범생이든 문제아든 부모로써 아이에게 꼭 한 가지만은 부탁하시오. 무얼 해도 좋으니 담배만은 피우지 말라고. 절대로 그것만은 하지 말라고 하시오. 부탁해서 안 들으면 빌기라도 하시오. 그 일은, 만약 담배 피웠을 때 당신 아이가 나이 먹은 뒤 반드시 받게 될 대수술 한 번 이상을 미리 막아 준 거라오. 그리고 현재 내 아이는 담배 안 피울 거라는 막연한 생각을 버리시오. 우리나라 초등학생 10명 중 1명이 담배를 피운다는 조사 결과가 있다오.

18년 전

대학생이 되니까 좋다. 정말 좋다. 이제부턴 미팅도 술도 담배도 맘껏, 선생들 눈치 안 보고 맘껏 할 거다.

어라? 근데 엄청 늙어 보이는 선배들 말씀은 그게 아니다. '민주'를 찾아야 된단다.

나는 '민주'가 어떻게 생겼는지 모른다. 이제 대학생이 된지 한 달째인 내가 언제 '민주'를 본 적이 있어야 알거 아닌가. 그냥 '민주'가 마음씨도 좋고 얼굴도 예쁘다고 해서, 그 예쁜 걸 못된 독재자가 못 살게 군다고 해서 따라나섰을 뿐이다. 예쁜 것 못살게 구는 것들은 다 나쁜 놈들이니까.

우리는 오늘도 하루 내내 '민주'를 부르며 교문 밖으로 밀고 나갔다가, 로마군 투구 뒤집어 쓴 안드로메다 군단에게 쫓겨 들어오는 일을 했다.

"고생들 했다. 모두 가서 한 잔 하자."

오늘도 '나이 엄청 많아' 보이는 선배들이 술을 산댄다. 대학생 되고 교수님 딱 네 번 봤다. 대학은 원래 공부 안 하는 곳인가 보다.

밤새도록 마시고 피운다. 술도 담배도 맘껏, 내 마음대로 할 수 있다. 아무도 말리지 않는다. 필름 끊어질 때까지 마신다. 입 안에 1센티미터 두께로 니코틴이 쌓인 듯 텁텁해도 계속 피운다. 불붙은 담배 왼손에 들고 오른손으로 또 새 담배에 불붙인다. 마시고 마시고 피우고 피우고, 죽기 살기로 마시고 피운다.

아침에 눈 떠보면 서클룸 재떨이에 쌓인 꽁초탑은 완전 이집트 피라

미드다. 술병마다 꽁초들이 꽉꽉 들어차 있다.
 이 좋은 술과 담배 없이 어찌 사나!

10년 전

직장인이 된 뒤 처음으로 고등학교 친구들을 만났다. 역시 친구와 술은 오래될수록 좋다.

그런데… 어라? 한 녀석이 담배를 안 피운다?

"끊었다."

이거 웃기는 녀석이네. 살면 얼마나 산다고.

"술 안 먹고 담배 안 피우면 무슨 맛으로 세상사나?"

내 말에 녀석은 빙긋 웃기만 한다.

보란 듯이 더 깊게, 더 많이 빨아들인 뒤 녀석의 얼굴에 담배연기를 후욱 뿜어주었다.

"어때? 구수하지? 자 한 대만 피워봐. 술 마실 때만 피우고 끊으면 되잖아, 응?"

손을 내저으면서도 망설이는 눈빛이 역력하다.

다들 어지간히 술도 들어갔다. 녀석에게 다시 담배 한 개비를 내밀었다.

"자, 피워, 피워 봐. 우리가 살면 얼마나 산다고 그래. 그리고 말야, 내가 알아보니까 담배가 스트레스도 풀어주고 각성도 시켜주고, 그 또 뭐냐. 아, 그래 회충도 없애준다더라. 자 피워. 담배 끊으면 무슨 맛으로 사냐?"

녀석이 담배를 물었다. 재빨리 불을 붙여주었다.

이 녀석, 연기를 깊이, 아주 깊이 들이마신다. 그 동안 참았으니 담배 맛이 얼마나 좋을까.

아이코 속이 다 후련하다. 짜식이 말야, 쫌씨처럼 담배를 끊고 그래. 살면 얼마나 산다고.

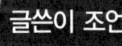

글쓴이 조언

담배를 어느 정도 참을 수 있을 때까지는 담배 피우는 친구를 만나지 마시오. 특히 그 친구와 술자리는 피하시오. 담배 피우는 사람은 친구가 담배 끊으면 다시 피우도록 만들고 싶어 하는 이상한 심리가 있다오. 담배를 끊어보지 않은 사람은 그게 얼마나 잔인한 장난인지 모른다오. 모르니까 아무런 죄의식 없이 담배를 권하고, 그게 격의 없이 친한 사이라고 착각한다오.

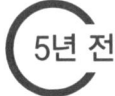

5년 전

세상에, 세상에. 내가, 내가, 아빠가 되었다.

갓난애가 처음에는 쭈글쭈글해서 '이게 사람인가?' 했는데, 몇 분만에 그토록 예쁘게 변한다는 게 도대체 믿어지지 않았다. 내가 본 여자 중 이렇게 예쁜 공주는 처음 본다. 세상은 역시 아름답다. 진짜진짜 한번 살아봐도 될 만큼 아름답다. 아, 아름다워라.

3일 뒤, 아침 일찍 아내와 아기를 데리고 퇴원해 집에 오자마자 아내가 도끼눈을 한다.

"이제 담배 끊어!"

"뭐? 뭘 끊으라고? 담배를? 왜?"

"나는 참았지만 아기한테는 안 돼. 담배 연기는 절대 안 돼."

아기? 담배? 아기? 담배? 아기? 담배? 맞다. 아기에게 담배가 안 좋다. 그럼… 담배를 끊으라고? 담배를? 이 좋은 걸!

그래 까짓 것 못 끊을 것도 없지. 우리 공주님을 위해서라면.

"좋아, 오늘부터 끊는다. 이제 안 피워."

그 자리에서 주머니 속 담뱃갑을 구겨 휴지통에 던졌다. 구기기 전에 재빨리 담배가 세 개비뿐인 걸 확인했다. 다행이다. 많으면 아까웠을 텐데.

잠든 아기 볼에 뽀뽀 한 번 하고 나선 늦은 출근길에 뭔가 허전하다. 꼭 바지 안에 팬티 안 입은 것처럼.

사무실에 들어서자마자 회의 탁자에 앉은 부장이 손가락에 담배를 낀 채 부른다.

"빨리 와. 아빠 된 거 축하하고, 이제 일 해야지? 어제 넘겼던 디자인 다시 해야 돼."

"왜 뭐가 잘못 됐데요?"

회의 자리에 앉는 내 손에는 벌써 담배가 들려 있다.

그래도 난생 처음 1시간 40분 동안이나 담배 끊었었다.

 **Health**　　언론사 담배 정보

유아들이 돌연사 할 위험은 태어난 후 간접흡연에 노출된 시간에 비례해 높아진다. 하루 8시간 노출되면 전혀 노출되지 않은 아이에 비해 무려 8배나 높아진다. 또한 부모가 담배를 피우면 영아의 급성 호흡기질환 감염률은 5.7배, 폐암 발생률은 2배나 높아진다.

2년 전

친구들 정기 모임, 그것도 1년에 한 번 1박 2일 야외 모임이다.

일곱 가족이 모이니까 이제 20명이 넘는다. 대단한 번식력이다.

가평 펜션은 밤새도록 시끄러웠다. 시간 맞춰 집에 들어갈 걱정 없고, 친구들 있고, 술과 담배 푸짐하다. 새벽까지 마시고 피우느라 당연히 늦잠 잤다.

"여기까지 왔는데 뒷산은 올라가 봐야죠?"

아침 밥숟가락 놓자마자 친구 와이프가 당연하다는 듯 한 마디 한다.

산은 뭔 산? 그냥 좀 더 자다가 집에 가지. 표정 굳어지는 게 나만은 아니다. 한 놈, 두 놈, 어라? 나까지 세 놈뿐이네.

"별로 높지도 않아요. 중간에 있는 절까지만 갔다 와서 냉면 먹어요."

친구 와이프 말 끝나자 아이들이 후다닥 비탈길을 뛰어올라간다. 녀석들, 좋을 때다.

나는 어기적어기적, 겨우 100여 미터 정도 올라왔을 뿐인데 심장이 목구멍 밖으로 튀어나올 것 같다.

"아빠, 힘들어? 다른 아빠들은 다 잘 올라가는데…."

3살 된 딸내미의 안쓰러운 눈빛이라니.

"히, 힘들긴. 자, 올라가자. 아빠도 잘 올라가."

다시 100여 미터, 아이고 날 죽여라. 더는 못 가겠다. 다행히 산길 옆에 벤치가 있다.

"야, 야, 난 여기 있을 테니 올라갔다 와. 난 원래 등산 싫어하잖냐."

철푸덕 주저앉자, 땀범벅에 얼굴빛 하얗게 된 친구 두 녀석도 기다렸다는 듯 주저앉는다.

"나도."

"나도 여기 있을게 갔다 와."

와이프들이 한심하다는 듯 혀를 찬다. 체력 좋은 친구들과 와이프들이 아이들 손잡고 올라가자 세상이 다 조용하다. 이렇게 편한걸 뭐 하러 땀 찔찔 흘리며 산을 오르나 몰라.

기분 좋은 새소리, 맑은 공기. 땀 흘린 뒤 산에서 피우는 담배 맛은 최고다. 담배 연기 맛나게 뿜어 올리는데 옆에서 친구가 중얼거린다.

"나 담배 끊어야겠다. 이런 뒷산 하나도 못 올라서야…"

어쩨 기분이 이상해진다. 담배를 끊는다고? 딸내미가 아까 했던 말이 왜 계속 들리지?

"다른 아빠들은 다 잘 올라가는데…. 다른 아빠들은…. 다른 아빠들은…."

 **Health** 　언론사 담배 정보

악기를 부는 음악가나, 운동선수는 담배를 피우면 몸이 달라지는 걸 금방 알기 때문에 금연하기가 쉽다. 하지만 호흡기를 크게 사용하지 않는 샐러리맨들은 담배를 피우거나 끊어도 몸의 변화를 잘 모르기 때문에 담배 끊기가 더 어렵다.

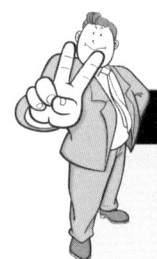

글쓴이 조언

담배 피우는 당신이 자기도 모르게 '죽일 놈' 되는 10가지 방법

1. 길 가면서 피우면, 뒤따라오는 사람은 당신을 '죽이고 싶어' 한다.
2. 공중화장실에서 피우면, 뒤에 들어온 사람은 당신을 '죽이고 싶어' 한다.
3. 신호등 기다리면서 피우면, 옆에 서 있는 사람은 당신을 '죽이고 싶어' 한다.
4. 지하철역 계단 입구에서 피우면, 계단 올라오는 사람은 당신을 '죽이고 싶어' 한다.
5. 버스정류장에서 피우면, 옆 사람은 당신을 '죽이고 싶어' 한다.
6. 담배 피우고 버스나 지하철 타면, 옆 사람은 당신을 '죽이고 싶어' 한다.
7. 공원에서 피우면, 숨차게 운동하는 사람은 당신을 '죽이고 싶어' 한다.
8. 아파트 베란다에서 피우면, 윗집 사람은 당신을 '죽이고 싶어' 한다.
9. 공동주택 현관에서 피우면, 계단 내려오던 사람은 당신을 '죽이고 싶어' 한다.
10. 식당에서 피우면, 밥 먹는 사람들은 당신을 '죽이고 싶어' 한다.

왜 죽이고 싶어 하는 지 아시오? 연기 때문이라오. 당신은 아무렇지도 않게 느껴지는 담배 연기가, 안 피우는 사람들에게는 참기 힘들 정도로 역겹기 때문이라오.

나도 내가 얼마나 많은 사람들에게 욕을 먹고 살아왔는지 담배 끊고서야 알았다오.

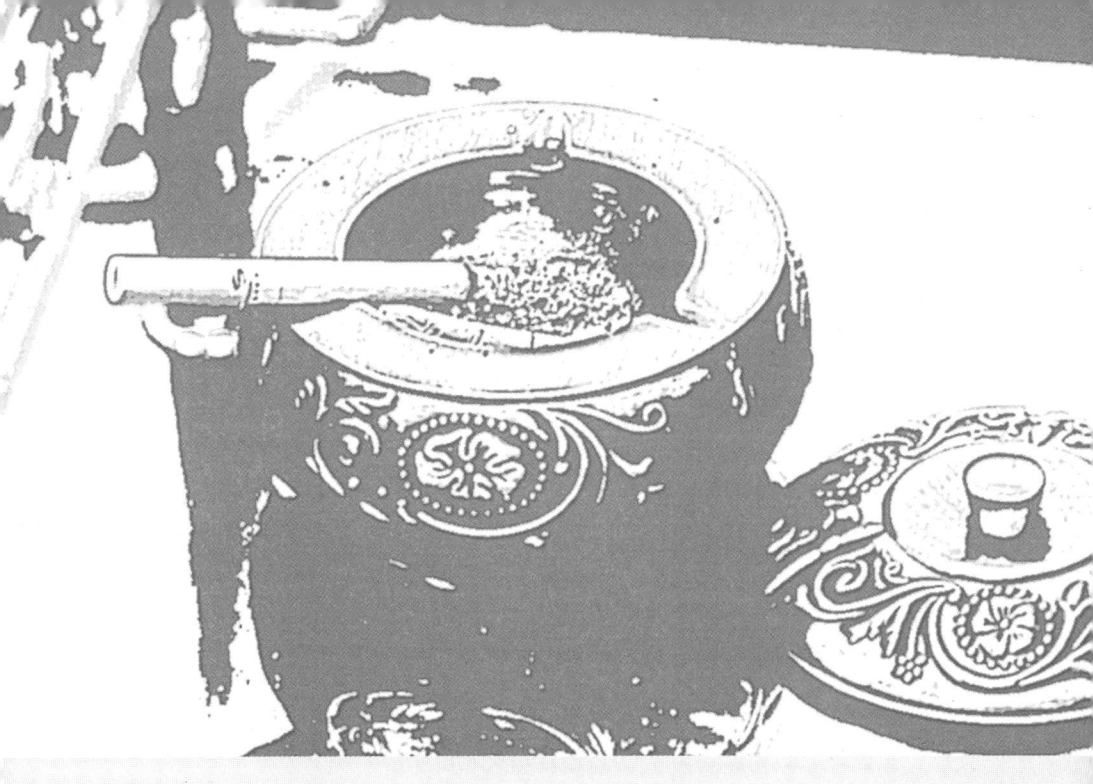

제2장
아이코, 죽어도 못 끊겠다

24개월 전

아무리 그래도 그렇지 '다른 아빠들은 다 잘 올라가는데' 라니.

곰곰이 생각해보니 문제가 있긴 있다. 이제 겨우 삼십 몇 살에 뒷산 하나 못 오르고.

"그게 다 담배 때문이라고."

친구 말이 맞는 거 같다. 나랑 같이 산 못 올라간 친구 두 녀석 모두 골초였으니까.

좋아, 끊지 뭐 까짓 거 그게 뭐 어렵다고.

"좋아. 오늘부터 나 담배 끊는다."

아내가 '피식' 하는 게 영 우습다는 표정이다.

"흥, 담배 끊기가 쉬운 줄 알아? 내가 아는 사람들도 결국은 다 못 끊더라."

"그 사람들이야 의지가 약해서 그런 거지. 담배 하나 못 끊는 정신으로 이 험한 세상 어떻게 사나? 나야 지금까지 끊을 생각이 없어서 그랬지 맘만 먹으면 그날로 끊지."

"행여나."

출근해서도 담배, 안 피웠다.

점심 먹고, 담배에 신경 쓰여 일을 할 수 없어…. 피웠다. 충분히 참을 수 있었는데 담배를 다시 피운 건 순전히 일 때문이었다. 나는 진짜진짜 별로 피우고 싶지 않았다.

'다른 사람들은 나처럼 스트레스 받는 일 안하잖아.'

순전히 일이 안 돼서 피운 거다. 그리고 지금 당장 끊어야 되는 것도 아니잖아. 다음에 진짜 끊으면 되지 뭐. 솔직히 마음만 먹으면 끊을 수 있는데 지금은 별로 끊고 싶지 않은 거다. 정말이다.

10시간 만에 다시 피웠다.

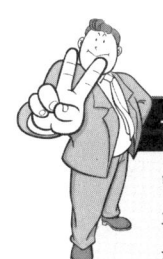

글쓴이 조언

담배 끊기 전에 미리부터 거창한 준비를 하지 마시오. 인터넷이나 금연 관련 책에서 보면 군것질거리를 준비해라, 금연보조제를 사둬라, 식단을 짜라 등등 말도 많은데 그런데 신경 쓰느라 오히려 스트레스 받고, 또 그런 식으로 담배와 관련된 생각을 하게 되면 더 피우고 싶어진다오. 그러니 그냥, 날짜만 정해서, 아니 날짜 정할 필요도 없이 어느 날 저녁밥 먹은 뒤 '나, 내일 아침부터 담배 안 피울래' 하고 시작하시오. 실패하면 어떻소! 또 시도 하면 되지.

23개월 전

그저께 술 먹으며 담배를 얼마나 피워댔던지 어제 아침까지 속옷에서 담배 냄새가 났다. 그리고 칫솔질하는데 헛구역질이 나왔다. 헛구역질 몇 번했더니 눈동자 뻘게지고 눈물까지 그렁그렁하다. 술 덜 깬 후줄그레해서 눈물 흘리니까 참 불쌍해 보인다. 그런데… 거울에 비친 모습이 꼭 할아버지 같다. 내 얼굴이 왜 이러냐?

이거 안 되겠다. 담배 많이 피우면 나이보다 늙어 보인다는데…. 그래 끊자.

어제 아침부터 담배 끊었다. 힘들었지만 하루 종일 한 개비도 안 피웠다. 그래, 이번에는 기필코 끊자.

어제 또 술자리가 있었다. 그저께 먹은 술 때문인지 많이 취했다. 술 먹으면서도 담배 안 피웠던 것 같은데, 기억이 가물가물하다. 집에는 잘 찾아온 모양이다.

그런데 이게 뭐람? 아침에 바지주머니에서 두 갑, 윗도리 안주머니에서 한 갑, 도합 세 갑이 나왔다. 술자리에 있던 담배, 몽땅 가져온 모양이다.

공짜 담배, 그것도 거의 꽉 찬 담배가 세 갑이나 생기니 왜 이리 기분이 좋냐.

하루 만에 다시 피웠다.

22개월 전

어제 아침부터 끊었다.

오전에 부장한테 된통 깨졌다. 정말 더러워서 못해 먹겠다. 확 사표를 내?

계단 재떨이에 불 덜 꺼진 장초가 있어, 주워 피웠다.

21개월 전

몇 달 소식이 없던 거래처 친한 부장님과 오랜만에 통화가 되었다. 반가웠다.

"아유, 부장님 이게 얼마만이에요? 오늘 술 한 잔 하시죠?"

조용하다.

"부장님?"

"으응, 그래. 술 좋지. 근데 요즘 내가 술, 못 먹어."

"아니 왜요? 어디 편찮으세요?"

"나, 모레 중국 가. 간 이식 받으러."

"네에?"

이게 뭔 소리야? 그렇게 건강하던 부장님이 왜?

"불법인 줄은 알지만 살려면…. 우리나라엔 대기자가 많아서…"

술과 담배 때문이란다. 간이 다 망가졌단다. 이 양반 술도 고래지만 하루에 두 갑 넘게 피우는 담배가 더 문제였단다. 이제 50도 안 된 나이인데, 간을 받아도 살지 죽을지 모른단다.

안 되겠다. 샐러리맨으로 먹고 살려면 술은 어쩔 수 없으니까 담배라도 끊어야겠다.

1시간, 2시간, …, 5시간, …, 10시간.

우와, 도저히 못 참겠다. 아침에 일어나자마자 추리닝 차림으로 집 앞 가게까지 뛰어갔다. 일부러 천천히 집에 오면서 필터 탈 때까지 두 개비를 연거푸 빨아댔다.

'간 나빠지는 건 술 때문이지 담배 때문이 아니야. 오래 사는 노인들

도 담배만 잘 피우더구만 뭐.'

그런 생각이 드니까 담배가 더 맛있다.

12시간 만에 다시 피웠다.

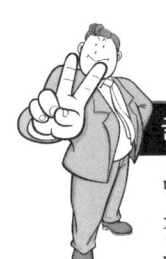

글쓴이 조언

담배란 간사하기 그지없다오. 담배 끊을 때는 무슨 일이 있어도 안 피울 것 같은 생각이 든다오. 하지만 끊고 서너 시간만 지나면 어떤 이유라도 대서 피우려 한다오. 그러니 담배 끊고 한두 시간 뒤부터는 오직 한 가지만 생각하시오. 나는 절대 담배 안 피운다는 생각. 그리고 담배 생각을 참아낼 수 있는 모든 수단을 다 동원해야 한다오. 난 이불 뒤집어쓰고 악을 써보기도 했다오.

20개월 전

일주일째 감기가 떨어지지 않는데, 담배를 계속 피웠더니 가래가 지글지글, 기침을 하면 시커먼 가래가 덩이째 나온다.

"내가 비위 상해 못 살겠다. 제발 좀 끊어라, 끊어."

'콜록' 거리며 퇴근하자 마누라 얼굴이, 똥 밟은 신발 바닥 쳐다보는 표정이다. 솔직히 내 가래 내가 생각해도 드럽다.

그래 끊자!

1시간, 2시간, 취침(별거 아니네 뭐), 아침(아, 죽겠다), 출근(미치겠네 이거), 오전(일 못하겠다), 오후(혀 깨물고 싶다), 퇴근(빨리 자자), 아침(차라리, 죽자 죽어), 출근길(어? 감기 다 나았네!)

'딱 한 개비만 피우자.'

버스 정류장 가판대에서 100원 주고 개비 담배 하나 샀다. 불 붙였다. 쭈우우욱, 휘유우~ 죡인다. 죡인다. 아주 핑 도는구나 야.

회사 앞, 이제 가래도 줄었는데 뭐. 한 갑 샀다. 마음이 포근해진다.

2일 만에 다시 피웠다.

19개월 전

믿지 못하겠지만 오늘로써 29일째다. 장장 한 달 가깝게 담배 끊었다. 이건 '인간극장'에 나올 대사건이다. 처음에는 죽는 줄 알았는데 이젠 참을만하다. 정말 괜찮다. 이로서 나도 담배 완전히 끊었다.

짜식들이 말야. 뭐? 넌 죽어도 담배 못 끊을 거라고? 니가 담배 끊으면 손에 장을 지진다고? 그래 지져라 지져. 친구들이랑 우리 부장, 이제 완전 새됐다.

이렇게 쉽게… 아니다. 쉽게는 아니지만 어쨌든 끊을 수 있는 걸 가지고 죽네사네 하는 걸 보면 허 참, 나약한 인간들 같으니라고. 담배 못 끊는 인간들 다 정신 상태가 잘못 돼서 그런 거다.

퇴근했는데 마누라 눈꼬리가 이상하다.

"이게 뭐야? 이거 여자들 나오는 술집이지? 이게 도대체 돈이…."

아차, 카드 명세서다. 이번 달 명세서는 들키면 안 되는데. 여기서 고개 숙이면 내 죄 시인하는 거다. 더 큰소리 쳐야 한다.

"접대해야 되는데 어떻게 해. 난 뭐 좋아서 그런데 가는 줄 알아."

"접대를 왜 당신 카드로 해? 좀 말 되는 변명을 해라."

"이 여자가 정말. 일 하다보면 남자가 술도 먹을 수 있는 거지."

가만히 있을 걸 괜히 벌집 건들었다. 한 푼이라도 아끼려고 가까운 백화점 놔두고 시장까지 가는 내가 바보네, 옷 사려다 몇 번이나 그만 두었네, 이 짐승아 그런 데서 술 처먹으니까 잘 넘어가더냐…. 저녁밥도 못 먹고 밤 열두 시까지 싸웠다. 이놈의 마누라쟁이를 그냥 콱! 에라이, 금연이고 나발이고 다 필요 없다.

담배 몇 개비를 연속해서 뻑뻑 피웠다. 피우는 내내 억울해서 중얼거렸다.

"29일이나 끊었었는데…, 29일이나…."

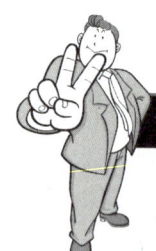

글쓴이 조언

담배 끊을 때는 주변 사람들과 싸우지 마시오. 특히 아내와는 절대로 싸우지 마시오. 싸울 일이 있으면 차라리 무조건 잘못했다고 인정하고 그 자리를 피하시오. 아무리 의지가 강한 사람이라도 아내와 싸우고 나면, 99.999%는 담배 끊기 그날로 종친다오.

18개월 전

오늘 아침부터 담배 끊었는데, 점심밥 먹고 보니까 직원이 이상한 담배를 피웠다. 담배 끊게 해주는 '금연' 뭐란다. 꼭 담배처럼 생겼다.

하나 줘보라 했더니 엄청 비싼 거라며 안 준다. 3개비에 1만원 줬다. 상사 무서운 줄 모르는 완전 날강도다. 그래, 너 어디 직장 생활 잘 하나 두고 보자.

담배 생각날 때 피워보니 꼭 쑥 말아 피우는 것 같다. 퇴근 시간 전에 3개비 다 피웠다. 돈 아깝다.

은단껌 사러 편의점에 들렀더니 아까 피웠던 것과 비슷하게 생겼는데 '금연초'라는 상표 붙은 담배가 있다. 아까 피우던 것보다 엄청 후져 보이는 게 어딘지 중국 제품 분위기다.

"이거요? 금연초예요. 하나에 100원이에요."

이건 또 왜 이렇게 싸? 종업원 말에 10개 샀다. 담배만 끊을 수 있다면 뭘 못하랴.

편의점 나오자마자 불을 붙였다. 쭈우우욱. 우웩, 캐캐캑!

이런 도둑놈들. 이걸 사람한테 피우라고 팔아? 엄청 독했다. 쑥에다 뭘 넣었는지 연기가 목구멍을 다 긁어댔다. 다시 뛰어 들어갔다.

"이딴 걸 어떻게 피워? 물려 줘."

"돈으로 환불은 안 되는데요."

"뭐야? 이런 순…. 그럼 담배 한 갑 줘."

900원 아끼려고 한 갑 사서, 맛있게 피웠다.

17개월 전

주위 사람들이 단번에 끊게 해준다며 워낙에 선전을 해대서 니코틴 껌을 샀다. 열심히 씹었더니 담배 피우고 싶은 생각이 조금 덜 한 것도 같다.

하지만 3일 만에 술자리에서 담배 피웠다.

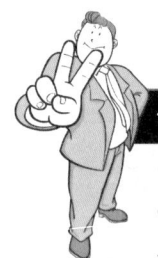

글쓴이 조언

몇 번의 금연 시도에 실패하면 자신이 체질적으로 금연을 힘들어 하는지 아닌지를 알 수 있다오. 만일 정말 끊기 어려울 정도로 힘든 체질이라고 느껴지면 전문가와 상담을 하는 것도 좋다오. 또한 금연보조용품을 사용해 보는 것도 괜찮다오. 금연보조제는 완전히는 아니지만 효과가 있다오. 하지만 결국은 자신의 의지력으로 끊어야 한다오. 의지력 없이는 아무리 좋은 금연보조용품도 소용 없다오.

16개월 전

새해 초, 굳게 결심하고 라이터와 담배를 통째 쓰레기통에 버렸다.

참다참다 3일 만에 다시 쓰레기통 뒤졌더니 맨 밑바닥에 그대로 있었다. 반가워 집어들었더니 담뱃갑 비닐에 묻은 가래침이 쭈욱 딸려 올라왔다. 닦아내고 피웠다.

글쓴이 조언

담배 끊기 전에 담배와 관련된 모든 것을 주변에서 치우시오. 책상 서랍 깊숙한 곳에 버린 담배를 쳐다보지 않을 것 같지만, 담배 끊은 지 이틀만 지나면 휴지통의 꽁초까지 뒤지게 된다오. 그러니 내가 찾을 수 있는 곳에는 담배와 라이터를 두지 마시오.

라이터는 무슨 상관인가 하겠지만, 끊고 하루 뒤면 거지처럼 라이터 들고 주위 사람에게 불 칙칙 켜대며 '담배 한 대만 빌려줘'라고 애원하게 된다오. 재떨이도 담배 생각나게 하는 물건이니 과감하게 버리시오.

15개월 전

담배 끊은 선배가 말했다.

"입이 허전해서 못 끊겠더라. 그래서 난 사탕을 많이 먹었지."

맞다. 당분이 금단증상을 줄여준다는 말을 어디선가 들은 것 같다. 그리고 담배 끊었더니 입도 마구마구 허전하다. 입이 허전해 자꾸 뽀뽀 해달라고 따라다니면 날 미친놈 보듯 하는 아내한테 자존심도 상한다. 그래, 나도 사탕을 먹어보자.

이틀 동안 방석만한 사탕 두 봉지를 먹었더니 입안에서 단내가 난다. 이틀 만에 담배 다시 피웠다. 사탕보다 백배는 맛있다.

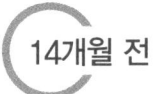

14개월 전

3일 끊었다가 못 참고 담배 다시 샀다.

대신 담배를 줄이면서 끊어보려고 '에쎄'로 바꿨다. 굵기가 '디스'의 3분의 1밖에 안 되는 것 같다. 담배 같지 않고 꼭 빼빼로 같다. 이걸 피우면 담배 조금이라도 덜 피울 것 같다.

저녁 되기 전에 거의 두 갑을 다 피웠다. 뭐 담배를 줄여? 젠장, 오히려 더 피웠다. 그건 그렇고 진짜 왜 이렇게 많이 피우지? 담배 굵기가 너무 가늘어서 그런가? 아니면 순해서 그런가?

 **Health** 　언론사 담배 정보

하버드 의대 조사
라이트(LIGHT) 담배가 담배 끊는데 오히려 방해가 될 수 있다. 순한 담배를 피운 사람들이 담배 끊는 확률은 보통 담배를 피운 사람에 비해 54% 낮았다. 흡연자 3명 중 1명이 건강을 이유로 순한 담배를 피우는데, 순한 담배를 피우면 담배 끊을 확률이 아주 낮아진다. 또 순한 담배는 니코틴 양이 부족하기 때문에 니코틴 양을 보충하기 위해 담배의 양을 늘리게 된다.

13개월 전

 일, 일, 이놈의 일. 퇴근도 못하고 이틀 동안 거의 밤 새우다시피 했다. 녹초가 되어 지하철을 탔다. 아이코, 자리 하나 나왔다. 그런데… 옆에 앉은 아가씨 얼굴이 점점 구겨진다. 엥? 코는 왜 막아? 얼씨구, 코앞에다 손부채질까지? 두 정거장 지나자 이 아가씨 고개를 절래절래 흔들며 벌떡 일어나 문 앞으로 가버렸다. 가면서 나를 한번 뒤돌아보는데, 그 찡그린 얼굴이라니.

 '뭐야? 왜 그래? 나한테 무슨 냄새 나나?'

 양복 안쪽 냄새까지 맡아보았다. 담배 냄새 약간 말고는 아무 냄새도 안 나는구만? 나 참, 별 이상한 여자 다 보겠네.

 집에 왔더니 현관문 앞에서 아내 얼굴이 꼭 전철 안 그 여자처럼 구겨진다. 코앞에다 손부채질까지 해댄다.

 "아유, 이러고 어떻게 왔대? 차 안에서 누가 뭐라 안 그래? 담배 냄새에 찌들었네, 찌들었어."

 난 별로 안 나는데…, 정말 그렇게 지독한가? 이거 끊어야 할까? 그래 끊자.

 저녁에 끊었다가 아침, 화장실에서 다시 피웠다.

12개월 전

별 방법을 다 써봤는데도 담배는 못 끊겠다. 안 되겠다. 담배를 한번에는 못 끊겠고 조금씩 줄이면서 끊자.

하루에 다섯 개비만 피우기로 했다. 아침밥 먹고 화장실에서 한 개비, 오전 회의 때 한 개비, 점심밥 먹고 한 개비, 저녁밥 먹고 한 개비, 잠자기 전에 한 개비.

이건 정말 못할 짓이다. 하루 종일 담배 피울 시간 기다리느라 일을 못하겠다. 담배는 담배대로 못 피우고 일은 일대로 못하고 에라이, 일주일 만에 다시 원상태 되었다.

◯ 11개월 전

3일 만에 실패

◯ 10개월 전

5일 만에 실패

◯ 9개월 전

1일 만에 실패

◯ 8개월 전

14일 만에 실패

◯ 7개월 전

3일 만에 실패

6개월 전

2일 만에 실패

5개월 전

3일 만에 실패.

그 이후

실패, 실패, 실패….

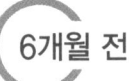

글쓴이 조언

끊었다가 다시 피우고, 끊었다가 다시 피우고…. 몇 천 번이라도 반복하시오. 자고로 방귀가 잦으면 똥 나오고, 고기도 먹어본 사람이 잘 먹는 법이오. 금연 실패를 두려워 마시오. 자꾸 끊고 다시 피우시오. 그러다보면 언젠가는 끊게 된다오. 그것이 시도조차 않는 사람보다 백 배 천 배 낫다오. '의지력 꽝이네' 하고 비웃는 주위 사람들 말은 전혀 신경 쓰지 마시오. 나중에 담배 끊고 나면 당신에게 담배 끊은 방법 좀 알려달라고 부탁해 올 테니까.

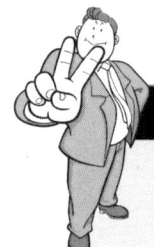

글쓴이 조언

글쓴이가 담배 끊고 한 달 만에 달라진 몸의 현상

1. 피부가 매끈해진다.
2. 잔주름이 사라진다.
3. 피로하지 않다.
4. 아침에 일찍 일어난다.
5. 아내가 샤워해도 밤이 두렵지 않다.
6. 술을 먹어도 잘 안 취하고 숙취가 덜하다.
7. 양치질할 때 피와 헛구역질이 안 나온다.
8. 눈동자가 맑아진다.
9. 몸에서 냄새가 안 난다.
10. 숨쉬기가 편해진다.
11. 정신이 맑아진다.
12. 집중이 잘 된다.
13. 배속이 편해진다.
14. 변 색깔이 달라진다.
15. 눈곱이 안 낀다.
16. 담배 피우는 시간을 아낄 수 있다.
17. 담배 값이 안 든다.

이외에도 엄청 많다.

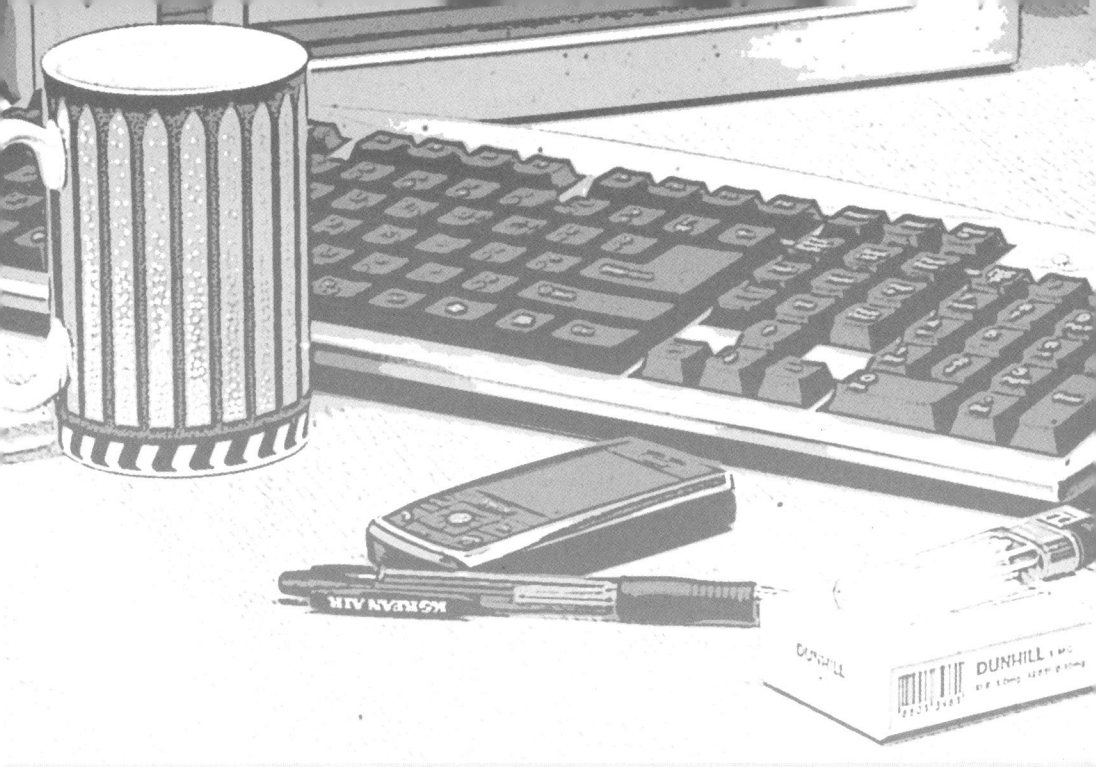

제3장
제발 좀 떨어져라
이 찰거머리 담배 귀신아!

결심

끊자, 끊자, 제발 끊자!

내가 담배를 다시 피우면 사람이 아니다. 개다. 개다. 나는 개가 될 것이다.

박 대리도 끊었다. 뭐 하나 똑 부러지게 못하는 어벙한 박 대리도 끊었는데 내가 못 끊으면 나는 그보다 못한 바보다.

잠자기 전에 집 앞 쓰레기통으로 나갔다. 퇴근길에 산 담배를 꺼냈다. 20년 가까이 나와 떨어져 본 적이 없는, 꽉 찬 담뱃갑.

'탁, 탁.'

밑바닥에 검지를 대고 담뱃갑 위쪽을 왼손 등에 두 번 치자 한 개비가 쏙 튀어나온다. 20년 가까이 하루에도 서른 번 이상 갈고 닦은 기술이다.

불 붙이고 쭈우욱 빤다.

'휘우우우~.'

연기가 하늘로 뿜어져 올라간다.

'휘우우우~.'

맛 좋다. 정말 좋다.

'휘우우우~.'

매일, 20년 가까이 하루도 빼먹지 않고, 하루에 한 갑 반 이상을 이렇게 피웠다.

'휘우우우~.'

담배를 아주 깊게, 쭈우욱 빤다. 빨간 불이 필터 바로 아래까지 타들어온다. 다 탄 담배를 눈앞에 들어본다.

"잘 가라. 우리 두 번 다시 보지 말자!"

발뒤꿈치로, 유난히 잔인하게 비벼 껐다.

꽉 찬 담배와 일회용 라이터를… 쓰레기통에 버렸다.

아까워 죽겠다. 겨우 두 개비밖에 안 핀 새 담밴데.

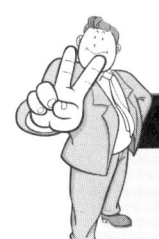

글쓴이 조언

평소에 자기보다 못한 사람이라고 생각했던 사람이 담배 끊으면 그 기회를 잘 이용하시오. 담배 생각이 날 때마다 '그 바보 같은 녀석도 끊었는데 내가 못 끊을까' 하는 생각을 하시오. 약간 비인격적이지만 담배 끊을 때 우월의식을 자극하는 것만큼 효과적인 것도 없다오.

1일째 _ 토요일

아침밥 먹었는데도 담배 생각 안 난다. 별로 힘들지도 않다. 별것도 아닌 것을…, 그러나!

첫 시련은 화장실에서였다. 똥이 안 나온다. 정말 똥이 안 나온다. 미치겠다.

바지 내리고 → 담배 물고 → 라이터 켜고 → 신문 펼치고 → 똥 싼다. 이게 20년 가까이 해온 공식이다. 비가 오나 눈이 오나 바람 부나 햇볕 나나 변하지 않은 순서다. 그런데 바지 내리고 담배와 라이터를 건너뛰고 신문을 펼쳤는데, 여기서 딱 멈춰버렸다. 그 뒤 과정은 진행이 안 된다.

미치겠다. 똥아, 제발 좀 나와라. 나 출근해야 돼!

신문도 눈에 안 들어와 대충 제목만 훑는다.

출근 길. 손가락에 담배 끼우고 가는 사람이 세상에서 가장 행복해 보인다. 당장이라도 한 갑 사고 싶다. 아니 딱 한 개비만이라도 사고 싶다.

한 시간,

두 시간.

시간이 지날수록 손끝이 이상하다. 절절함. 손끝이 찌릿찌릿하다. 자리에 가만히 앉아있질 못하겠다. 5분마다 한 번씩 일어난다. 나중에는 일어나야 할 핑계거리까지 만들어서 일어난다.

일하는 내내 입 안에 달디 단 침이 고인다. 침도 엄청 많이 나와 잘못하면 입가로 흐를 것 같다. 무언가 입 안에 넣어야겠다. 입이 허전하고 허전하며 또 허전하다.

토요일 반나절 근무하면서 이쑤시개 한 통을 잘근잘근 다 씹어댔다.

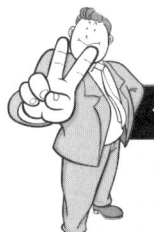

글쓴이 조언

담배 끊는 초기에는 담배를 입에 물던 습관 때문에 손이 자꾸 입으로 간다오. 난 이쑤시개를 담배 대신 물고 있었소. 또 얼음과자 손잡이 나무 막대를 물고 있기도 했소. 담배와 비슷하게 생긴 길쭉한 막대를 입에 물고 있으면 담배 끊는 초기에 도움이 된다오. 하지만 나무젓가락은 사용하지 마시오. 시중에서 파는 나무젓가락은 거의 모두 중국산이라는데, 젓가락을 만들 때 하얀색을 내기 위해 화공약품을 엄청나게 사용한다는 말이 있다오.

 Tip 학자들이 말하는 믿거나 말거나 시간별 금연 효과 _ 1일 후

담배 끊은 하루 만에 당신 몸은 가벼운 두통이 있을 수 있으며, 혈압과 심장 박동 속도, 손발의 체온은 정상으로 되었고, 피 속의 일산화탄소 수치가 떨어지고, 심장발작 위험이 줄어들었을 거요.

2일째 _ 일요일

찌릿찌릿한 손끝 느낌이 더 심해졌다. 그런데 담배 생각은 어제보다 덜하다. 하지만 담배 생각나는 게 꼭 맹수 같다. 가만히 있다가 갑자기 달려들어 무자비하게 물어뜯는 맹수처럼 어느 순간마다 미칠 듯이 피우고 싶어진다.

어제 딸아이에게 미리 이야기해두었다.

"아빠가 담배 끊으려고 하니까 내일은 일요일이어도 못 놀아줘."

"왜? 왜 담배 끊는데 못 놀아?"

딸아이 눈이 커진다.

"담배 생각 안 하려고 아빠는 내일 하루 종일 잠만 잘 거야."

눈동자를 요리조리 굴리던 딸이,

"그래 끊어. 텔레비전에서 담배 피면 빨리 죽는댔어."

아유, 쬐그만 게 눈 초롱초롱 뜨고 하는 말이라니.

옆에서 딸아이 소릴 들은 아내는 웃다가 완전히 뒤집어진다.

아, 딸아! 이제 겨우 다섯 살 된 너도 아는 걸 이 아빠는 20년 가까이 몰랐구나. 그래 끊으마. 내 꼭 끊으마.

하루 종일, 밥 먹고 자고, 밥 먹고 또 잤더니, 밤에는 잠 안 와서 혼났다. 그래도 아무 생각 없이 하루 종일 잔 덕분에 담배에는 덜 시달렸다.

 Tip 학자들이 말하는 믿거나 말거나 시간별 금연 효과 _ 2일 후

담배 끊은 2일 만에 당신의 몸은, 담배 때문에 망가졌던 말초신경들이 다시 만들어졌고, 후각과 미각이 정상으로 돌아왔을 거요.

3일째 _ 월요일

힘들다. 손이 자꾸 입 주위를 더듬는다. 한자리에 가만히 앉아 있질 못하겠다.

석가나 예수가 깨닫기 전 기도할 때 들었다던 악마의 소리, 믿지 못하겠지만 정말 그 소리가 들렸다. 낮고 은은한 남자 목소리.

"어차피 담배는 못 끊어. 또 담배가 그렇게 안 좋은 거라면 정부에서 대놓고 팔겠어? 괜찮아. 이번에만 피우고 며칠 있다가 또 끊으면 돼. 다들 그렇게 한다고."

소름이 쫙 돋으며 주위를 둘러볼 정도로 한 마디 한 마디가 또렷하게 들렸다.

다시 피워? 안 돼! 다시 피워? 안 돼! 다시 피워? 안 돼!

오전 내내 그 생각뿐이었다.

점심 먹고 나도 모르게 휴지통을 뒤졌다. 제발 꽁초라도 하나 있었으면…. 없었다. 미리 주변을 치워놓은게 후회스러웠다.

손끝이 찌릿찌릿하고, 머리 뚜껑이 윙윙거린다. 얼굴에 열이 나며 화끈거리기도 하고, 입술만 자꾸 핥아댄다.

일에 집중은커녕 자리에 진득하니 앉아 있지도 못한다. 보다 못하겠는지 부장이 기어이 한 마디 한다.

"거 똥마려운 강아지처럼 졸졸 거리지 마라 좀. 물 마셔 물. 담배 끊을 땐 그게 대빡이야."

아, 맞다. 인터넷에서도 물 많이 마시라고 했다.

책상에 물 한 병 갖다 놓고 홀짝거렸다. 정말 효과 있다.

퇴근시간이 되고 보니 오늘 한 일이 없다. 일부러 사람 만나는 것까지 피했다. 만사 제쳐놓고 무조건 집으로 왔다. 버스 안에서, 옆에 앉은 남자한테 담배 냄새가 났다. 그런데 그 냄새가 역겨웠다. 조금이 아니라 아주아주 역겨웠다. 이상한 건 그렇게 역겨우면서도 내가 은근히 그 냄새를 즐기는 거다. 역겹다 역겹다 하면서 코는 낯선 남자 몸 주위를 킁킁 거린다.

담배 끊으려다 변태가 되었다.

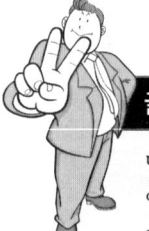

글쓴이 조언

담배 끊기 시작하는 날짜를 잘 정하시오. 대부분 끊은 지 2~3일, 특히 3일째가 가장 견디기 힘들기에 3일째 되는 날이 공휴일, 즉 일요일이나 국경일이 되게 하시오. 그리고 그 날은 하루 종일 잠을 자거나 집에서 푹 쉬시오. 그러면 가장 힘든 날 넘기기가 한결 쉽다오.

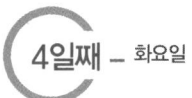 **4일째** _ 화요일

　어젯밤 내내 정신이 말똥말똥해서 새벽에야 잠이 들었다.
　늦게 잤는 데도 아침에 전혀 피곤하지 않다. 오히려 기분이 상쾌하다. 그런데 놀라운 건, 눈곱이 안 꼈다는 거다. 자고나면 매일 당구공만한 하얀 눈곱이 끼었는데 오늘은 그게 없다. 눈 주위가 깨끗하다. 이게 담배 끊어서인지는 모르지만 어쨌든 깨끗해서 좋다.
　담배 생각도 훨씬 덜하다. 화장실에서도 어제 만큼은 아니다. 빙긋빙긋 웃음이 나온다. 이렇게 해서 금연의 고통은 이제 끝났나 보다. 뭐 별 것도 아니구만!
　정말 순진한 생각이었다. 왜 사람을 망각의 동물이라고 하는지 알겠다. 그 동안 담배 끊기 시도하면서 수없이 겪고도 잊었다.
　출근해서 자리에 앉아 딱 10분이었다. 어제 들었던 그 목소리가 또 들린다. 다정하고 은근한 낮은 남자 목소리.
　"너무 참으면 스트레스 때문에 오히려 안 좋아. 그러니까 딱 한 개비만 피워. 이렇게 갑자기 끊으면 해롭대. 조금씩 줄여가며 끊는 게 제일 좋아. 오늘은 점심 먹고 딱 한 개비만 피우는 거야. 그 정도는 괜찮아. 다들 그렇게 한다고."
　이게 어디서 들리는 소리야? 화들짝 놀라 주위를 둘러보았다. 회의실에서는 또 뭐가 잘못되었는지 한참 떠들썩하고, 박 대리는 뭐가 고민인지 책상바닥을 뚫고 들어갈 것 같고, 유진 씨, 미경 씨는 쥐잡아 먹은 것 같은 입술을 단 일 초도 안 쉬고 나불나불, 디자이너들은 살찐다면서도 맨날 뭘 저렇게 먹어대고….

모두 일 하느라 바쁜데 내 귀에는 이상한 헛소리나 들리니, 어제는 변태가 되더니 오늘은 미쳤나 보다.

　근무 시간 내내 집중도 안 되고, 좋은 아이디어도 안 떠오르고, 사람도 안 만났다. 하루 종일 2리터짜리 물만 두 통이나 먹었다.

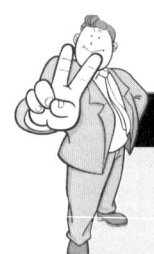

글쓴이 조언

담배를 끊은 뒤 7일 동안이 가장 고통스럽다오. 특히 3일 동안은 더 심하다오. 그러니 잠을 자든지, 담배 없는 무인도로 가든지 어떤 방법을 써서라도 7일 동안만 참아내면 담배 끊을 수 있는 가능성이 몇 배는 높아진다오. 아니 거의 반은 성공했다고 해도 된다오. 왜냐하면 3일이 지나면 금단증상도 조금씩 가라앉고 7일부터는 어느 정도 참을 만해지기 때문이라오. 7일 안에 다시 피우는 사람이 10명 중 6명이나 된다는 걸 알아두시오.

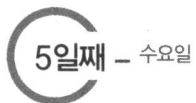 5일째 _ 수요일

몸이, 분명히 달라졌다.

아침에 일어날 때 담배 생각이 어제보다 덜하다는 걸 느낄 수 있었다. 하지만 피우고 싶은 생각은 여전하다. 다만 그저께처럼 안절부절못하는 정도가 아니라는 거다.

손끝이 찌릿찌릿한 느낌도 많이 줄었다. 대신 머리 뚜껑이 붕 뜬 듯한 느낌은 여전하다. 기분상 그런지 모르겠지만 숨쉬기가 편해진 듯도 하다. 뭐랄까, 공기가 폐로 더 깊이 들어가는 것 같은 느낌?

"당신 얼굴이 깨끗해진 거 같애."

아침에 일어난 아내가 멀뚱멀뚱 내 얼굴을 쳐다보더니 툭 뱉듯이 한마디 한다.

얼굴이? 면도를 하면서 거울을 유심히 들여다본다.

정말이다. 얼굴이 깨끗해졌다. 많이는 아니고 조금, 정확한 표현으로 하자면 '맑아졌다'가 맞다.

좋은 일만 생긴 건 아니다. 출근한 뒤에 문제가 생겼다.

11시가 되자 배가 고파 일을 못하겠다. 소화가 너무 잘 된다. 침은 달디 달아 무엇이든 끝내주게 맛있다.

오후 4시에는 너무 배가 고파 매점에 내려가 컵라면 사먹었다. 그렇게 맛있는 라면은 처음 먹어봤다. 라면사리 입에 물고 깊이깊이 반성했다. 시도 때도 없이 먹어댄다고 매일 면박 준 우리 디자이너들한테 미안해서.

그제는 변태, 어제는 미친놈, 오늘은 섣달 열흘 굶은 아귀가 되었다.

6일째 _ 목요일

　최대 위기다. 거래처 친한 사람들과 술자리가 생겼다. 큰일 났다. 빠질 수도 없는 자리다.
　예전에 담배 끊다가 실패한 가장 흔한 이유가 술 때문이었다. 오늘로서 담배 끊기 실패할지도 모른다는 불안감이 밀려든다.

　좋았다. 오랜만에 마시는 술이라 맛도 좋고 분위기도 좋았다. 얼마나 마셨는지 잔뜩 취기가 올라왔다.
　"그래, 까짓 것 살면 얼마나 산다고 에라이, 피우자."
　거침없이 탁자 위 담배로 손이 간다. 이왕 피우기로 한 거 마음껏 피우는 거야.
　담배 한 개비를 뺐다. 술 취한 상태에서도 손가락 사이에 착 달라붙는 느낌이 끝내준다.
　입에 물었다. 빈 담배를 쭈욱 빨아보니 냄새가, 냄새가, 마른 담배 냄새가 죽여준다. 음, 이 향기~. 라이터에 불을 붙였다.
　"우리 이 과장님, 왜 이러시나. 담배 끊으셨다며?"
　거래처 윤 실장이 내 입에서 담배를 쭉 뽑아버렸다. 욱, 화가 치민다. 취한 나 스스로도 놀랄 만큼 갑작스럽게 화가 났다. 왜 그렇게 화가 났는지 모르겠다.
　도끼눈으로 홱 째리자 사람 좋은 윤 실장, 뺏어간 담배를 자기 입에 물고 빙긋이 웃는다. 그 모습을 보자 스르르 화가 풀리고, 그때서야 담배 피우면 안 된다는 생각이 들었다.

11시 술자리 끝!

모두 많이 취했다. 택시를 탈까? 안 된다. 택시는 안 된다. 택시 타면 분명히 운전기사한테 담배 빌린다. 취한 정신에도 지하철을 탔다.

지하철에서 내리자 술기운이 더 올라오는 것 같다. 집에 오는 내내 두리번두리번.

'내가 지금 뭐 하는 거지?'

난, 개비 담배 파는 가판 매점을 눈 부릅뜨고 찾고 있었다. 보이기만 하면 사리라. 딱 한 개비만 피우고 내일부터 진짜 안 피우리라. 딱 한 개비만 피우고….

다행히 문 연 곳이 없다. 하늘이시어! 복 받으소서.

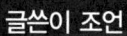

글쓴이 조언

할 수만 있다면 담배 끊은 지 한두 달은 술자리를 만들지 마시오. 담배 다시 피우게 되는 동기 대부분은 술이라오. 술 취하면 뵈는 것 없어지고, 강철 같은 결심도 아무 소용없다오. 특히 담배 끊은 기간이 짧을수록 술 먹으면 담배가 미치도록 피우고 싶어진다오. 술 취한 사람 담배 못 피우게 막을 수 있는 건 오직 신뿐이라오.

7일째 _ 금요일

아침에 눈 뜨자마자 제일 먼저 든 생각은 '아, 어제 담배 안 피웠지?'였다. 그 고마움, 그 뿌듯함, 그 대견함.

내가 대견해서 아주 예뻐 죽겠다. 내가 다시 보인다. 그렇게 취해서도 담배를 안 피웠다는 게, 물론 다른 사람의 도움이 있었지만 어쨌든 안 피웠다. 막 웃음이 나온다. 담배 빼앗아갔던 윤 실장한테 술 한잔 찐하게 사야겠다.

몸도 확실히 좋아졌다. 밤늦게까지 술을 먹었는데도 개운하다. 그 정도 먹었으면 다음날 일어날 때 속 많이 뒤틀려야 한다. 얼굴색도 거무튀튀해지고, 눈은 불그작작하고, 입에서는 고리고리한 술 냄새도 나야 한다. 그런데, 개운하다. 꼭 술 안 먹은 것처럼 개운하다. 이거 담배 끊다가 술꾼 되는 거 아냐?

출근도 가뿐하게 했고, 담배 생각 때문에 뒤숭숭했던 어제와 달리 오히려 집중도 잘 된다. 아, 물론 담배 생각이 전혀 안 난 건 아니다. 나긴 나는데 어제보다 덜 하다는 거다.

물은 여전히 많이 마셔댔지만 상쾌한 하루였다.

이제 담배는 어느 정도 끊은 것 같다.

 Tip 학자들이 말하는 믿거나 말거나 시간별 금연 효과 _ 7일 후

담배 끊은 7일이 지나면 대부분의 사람들이 가래가 줄거나 안 나오고, 기침이 줄고, 아침에 일어날 때 상쾌하고, 음식이 맛있고, 숨쉬기가 편해지고, 피부가 깨끗해지고, 냄새를 잘 맡게 되고, 코 막힘이 줄고, 몸의 결리던 부분이 괜찮아지는 등의 효과를 경험한다고 하오.

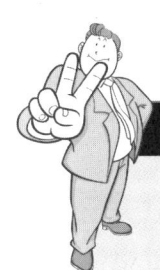

글쓴이 조언

시간이 허락한다면 담배 끊기 바로 전이나 끊은 지 7일 이내에 스케일링을 하시오. 그러면 두 가지 효과가 있다오.

하나는 입안이 개운해져 담배 생각을 줄이게 되고, 다른 하나는 치석이 없어진 이에다 또다시 담배 치석을 채워 넣기가 망설여진다오. 그리고 담배 때문에 자신의 잇몸이 얼마나 망가졌는지 확인하는 계기도 될 것이오. 10년 이상 담배 피우며 스케일링 한 번도 안 한 사람은 잇몸치료부터 받아야 할 거요. 난 스케일링하러 갔다가 '어쩌다 이 지경이 되었소?' 라는 의사의 끔찍한 말을 들어야 했다오.

또한 지금까지 10년 이상 담배 피우면서 스케일링 안 했다면 의사에게 스케일링해도 되는지 꼭 물어보고 하시오. 담배 피우는 사람들 중 많은 사람들이 자신은 모르고 있지만 잇몸이 거의 망가져 있다오. 그런 상태에서 스케일링 하고 나면 잇몸이 시큰거려 큰 고생을 한다오. 아예 찬물로는 양치질 헹굼도 못하게 되는 수도 있다오.

난 잇몸 때문에 고생한 적이 없었기에 내 잇몸 아주 건강한 줄 알았소. 그런데 병원에서 잇몸 속까지 스케일링 하고 나서 시거나 차가운 건 잇몸이 시큰거려 지금도 입에 넣지 못한다오.

8일째 _ 토요일

어제 '이제 담배는 어느 정도 끊은 것 같다' 라고 한 말은 완전 취소다.

담배가 이래서 끊기 어렵다. 지속적으로 고통을 주는 게 아니라 잠시 마음을 풀게 했다가 갑자기 고통을 주는 식이다. 더 이상 고문 안 한다고 안심 시킨 뒤 다시 고문하면 몇 배의 고통을 느낀다고 하듯 담배도 그런 식이다.

아침까지도 이제는 담배의 고통에서 벗어난 줄 알았다. 화장실 갈 때도 약간 생각만 날 뿐 무덤덤했다. 혀가 찌릿찌릿하고, 머리 뚜껑이 붕 뜬 것 같은 증상은 여전했지만 손끝이 찌릿한 느낌은 많이 줄어들었다.

그런데 새로운 증상이 생겼다. 졸리는 거다. 막 졸린다. 피곤하지는 않는데 괜히 졸린다.

오늘은 토요일이지만 오후 늦게까지 일했다. 인터넷 아무리 찾아도 원하는 자료가 없다. 짜증 지대로 난다. 문제는 짜증과 함께 담배 생각이 나기 시작하는 거다. 머리 뚜껑이 찡하고, 손끝에서 시작된 찌릿함이 팔로 올라온다.

담배, 피우고 싶다. 피우고 싶다. 정말 피우고 싶다.

찌릿찌릿한 느낌이 손끝에서 손바닥으로, 다시 손목으로 팔꿈치까지. 발바닥에서 발가락 안쪽을 거쳐 발목까지. 그리고 말로 표현하기 힘든데, 팔꿈치와 무릎 살갗이 '스르르' 한 게, 꼭 작은 벌레가 기어다니는 느낌이다.

3시에 빵을 두 개나 먹었는데 6시가 가까워지자 또 사정없이 배가 고프다. 몸에서 열도 난다. 침은 끈적거리고 손바닥은 절절하며 감각도 무

며진 것 같다. 손 전체에 마치 착 달라붙는 얇은 비닐장갑을 낀 것 같다.

그렇다고 담배 피우고 싶은 생각이 간절히 드는 건 아니다. 그냥 안절부절못한다. 그래도 다행인 건 참을만하다는 거다.

여직원이 퇴근하려다 말고 내 얼굴을 유심히 쳐다본다.

"과장님, 얼굴색이 참 밝아졌어요."

으응, 응, 그래? 허, 칭찬은 고래도 춤추게 한다더니 그 말 한 마디에 증상이 반으로 줄어듦을 느낀다.

얼굴이 밝아졌다고? 그렇단 말이지? 음, 담배 끊길 잘한 것 같군.

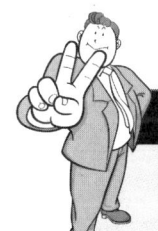

글쓴이 조언

주위 사람에게 담배 끊은 것에 대한 칭찬을 들으시오. '내 얼굴 깨끗해진 것 같지 않아?', '내 목소리 맑아진 것 같지?', '내 몸에서 담배 냄새 안 나지?' 이런 식으로 물어보시오. 그리고 또 자기 몸이 달라지는 걸 유심히 살펴 그 모습을 직접 확인하도록 하시오. 바뀌어 가는 자신의 모습을 느끼면 담배 끊는데 큰 힘이 된다오.

9일째 – 일요일

10일째 – 월요일

어제는 일요일이라 집에서 뒹굴고, TV보고, 자고, 아이와 놀았다. 그랬더니 담배 생각 거의 안 났다.

어제 푹 쉬어서인지 아침에 화장실 갈 때, 집 나올 때 담배 생각 안 났다. 살 것 같다.

하지만, 출근길은 그게 아니다. 거래처 갈 일이 있어 차를 가지고 출근했다. 차 막혀 짜증 나는데, 그러고 보니 내가 요새 이상하게 짜증을 많이 낸다. 내 앞으로 웬 차가 폭 끼어들어왔다. 화났지만 참았다.

'그래, 급한 일이 있겠지.'

생각이 끝나자마자 택시가 또 끼어든다.

"야 이 개××야!"

나도 모르게 창밖에 대고 욕설을 쏟아냈다.

'엉? 내가 왜 이래? 내가 미쳤나?'

내가 욕 하고 내가 놀랬다. 이 정도 일로 이렇게 무지막지하게 화를 내다니. 확실히 요즘 내가 이상하다. 별거 아닌 일에도 짜증이 나고, 화를 낸다. 이것도 금단증상 중 하나일 거다.

짜증과 함께 걷잡을 수 없이 담배 생각이 나기 시작했다. 옆에 담배 있었으면 오늘로서 금연은 끝이었다.

11일째 – 화요일

　오전 10시에 새 홍보 건에 대한 콘셉트 회의가 있었는데, 배가 고파 집중이 안 된다. 배속에 거지가 들어앉았나 보다. 배고픈 증세는 담배 끊은 지 일주일 정도부터 시작된 것 같다. 먹고 돌아서면 배가 고프다.

　새로운 아이디어를 결정해야 하는 회의라 내내 담배 생각뿐이다. 배고프고, 짜증나고, 담배 생각나고…, 담배 괜히 끊은 것 같다. 담배 생각이 날수록 혀 전체가 맹맹해지고, 머리 뚜껑이 윙윙 거리고, 아무 생각도 안 난다. 꼭 하마 같이 물만 무지하게 먹어댄다. 제길, 담배 끊은 사람 생각해서 좀 안 피워주면 좋겠는데 우리 회사 회의실은 담배 마음 놓고 피울 수 있는 유일한 곳이다. 남자, 여자, 간부, 평직원 할 것 없이 뻑뻑 빨아댄다. 담배 안 피우는 놈만 서럽다.

　오후에는 일부러 외근 나갔다. 바깥으로 돌아다니니까 담배 생각 조금 덜 났다.

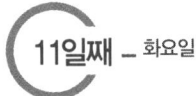

글쓴이 조언

담배 끊고 일주일 정도 되면 신경이 날카로워지면서 작은 일에도 화가 난다오. 사람마다 시기나 강도는 다르지만 대부분 비슷한 증상을 겪게 된다오. 이 증상은 특히 조심하시오. 잘못하면 큰 싸움이 벌어지기도 한다오. 이때가 되면 자기가 평소와 다르다는 걸 쉽게 알게 되니까 짜증이 나면 혼자 있으시오. 될 수 있으면 주변 사람들과 말을 적게 하고, 집에 일찍 들어가 잠을 자시오. 이 증상은 1~2일 만에 수그러드니까 그때만 조심하면 된다오.

12일째 _ 수요일

아침에 양치질 하는데… 어라? 피가 안 묻었네?

전에는 양치질 할 때 치약 거품을 뱉으면 빨간 핏물이 묻어 있었는데 그게 없어졌다. 금연하고 얻은 또 하나의 선물이다.

출근길 버스 기다리는데 30분이 넘도록 안 온다. 짜증 지대로 난다. 전철 탈까? 하는데, 버스가 온다. 사람 정말 많다. 못 타겠다. 이런 제길, 다음 차 타면 지각할 지도 모르는데. 초조해지니까 담배 생각이 난다. 정류장 옆 가판점을 자꾸 흘깃거린다. 그곳에서 하나에 100원씩 하는 개비 담배 판다는 걸 아주아주 잘 안다. 그런데 생각과는 달리 별로 사고 싶지는 않다. 그리고 담배가 꼭 그렇게 피우고 싶은 건 아닌 것 같다. 지금 이러는 건 초조하면 담배 피우던 습관 때문인 듯하다.

요즘에 변화가 또 하나 있다. 주위 사람들에게 말을 한다.

"나 담배 끊은 지 열흘째야."

그 말할 때 자랑스럽다. 상대가 눈 동그랗게 뜨고 '그래?' 혹은 '야, 대단한데' 라고 하면 나도 모르게 빙글빙글 웃음이 나온다.

하지만 새 아이디어, 기막힌 기획, 죽이는 카피, 홍보 방향에 꼭 맞는 원고 등등을 만들어내기 위해 머리를 싸매고 컴퓨터 앞에 앉으면 나도 모르게 담배부터 찾는다. 하지만 예전처럼 그렇게 심하지는 않고 그 순간만 지나면 괜찮아진다.

오후 내내 비가 내린다. 이렇게 비가 오면 반드시 술을 먹었다. 오늘도 변함없이 친구한테 전화가 온다.

"여, 비도 오는데 소주 한 잔 어때?"

'좋지' 하는 말이 목구멍까지 올라왔는데 억지로 삼킨다.

"이거 미안해서 어째? 오늘 일이 있어."

담배 끊다 친구들까지 끊어지겠다. 왜 거짓말까지 이렇게 술술 잘 나오냐 그래.

담배 끊는 중에 술자리는 쥐약이다. 더구나 비오는 날 술자리는 더더욱 안 된다. 담배 피워 본 사람들은 비오는 날 피우는 담배가 백배는 더 맛있다는 걸 너무도 잘 아니까.

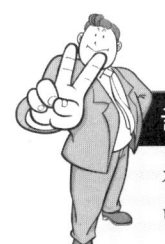

글쓴이 조언

직장 동료, 친구, 가족 등 그 누구와도 담배 못 끊으면 무얼 해주겠다는 내기를 하지 마시오. 100% 진다오. 99.9%도 아니고 100% 내가 진다오. 그리고 담배 끊을 땐 주위 사람들의 도움을 받는 게 좋은데, 내기를 했다면 혹시 상대가 내기에 눈이 멀어 나에게 담배 권하는 사람이 될 지도 모른다오. 담배를 우습게 보지 마시오. 담배가 미치도록 피우고 싶을 땐 내기에 지든말든 상관하지 않게 된다오.

13일째 – 목요일

뭐랄까? 조금 여유가 생겼다고나 할까?

손끝의 찌릿찌릿한 느낌은 일부러 집중할 때만 느낄 수 있다. 오전 내내 담배 피우고 싶은 생각도 거의 안 났다. 하지만 참을만할 정도라는 거지 안 피우고 싶다는 건 아니다. 며칠 동안 너무 힘들었던 것에 비하면 이 정도는 참을만하다. 안절부절못하지도 않고 5분마다 자리에서 일어나지도 않는다.

아직도 위태위태하다. 무슨 일을 하든지 은근한 담배 생각이 머리를 떠나지 않는다. 누가 옆에서 담배 피우거나, TV에서 담배 피우는 걸 보면 나도 피우고 싶어진다.

여유가 생겼다는 자만심 때문에 점심 식사를 기름기 많은 제육볶음으로 먹었다.

우와! 밥을 먹고 나니까 담배 생각이 났다. 다행히 길지는 않았고 5분 정도 엄청나게 났다. 양치질을 계속 했더니 괜찮아졌다. 요즘 양치질은 시도 때도 없이 한다. 담배 끊으면 입안이 근질근질하고 허전해 그때마다 사탕을 먹는 사람도 있다는데 나는 양치질을 한다. 양치질을 하면 입안이 개운해져 적어도 30분 이상은 담배 생각이 안 나는 것 같다.

오후에 다시 한번 위기가 있었다.

거래처 실장이 근처를 왔다가 사무실에 들렸다. 이 사람 완전 굴뚝이다. 난 담배 끊은 뒤로 휴게실에는 한 번도 안 갔다. 각 사무실 골초들이 휴게실로 모여들기 때문이다.

휴게실에서 실장은 앉자마자 담배부터 빼문다. 가벼운 대화에 커피

향도 좋은데… 또, 또 아, 미치겠다. 담배 냄새까지 좋아진다. 그런데 이상하다.

'햐, 담배 냄새 끝내주네.'

처음에는 이랬다. 그런데 30분쯤 지난 뒤부터는, '뭐 좋네' 하는 생각 정도만 들었다. 참을만했다.

1시간여를 담배 연기 꽉 들어 찬 휴게실에서 시시덕거렸다. 그리고 나는 보고야 말았다 나의 비굴함을. 난 어느새 실장 앞으로 바짝 다가앉아 있었다. 오직 실장이 피우는 담배 연기를 조금이라도 더 맡겠다는 일념으로.

머리는 별로 담배 생각 안 난다고 하면서도 몸은 담배에 대한 그리움으로 몸부림치고 있었던 거다. 아, 담배란 이리도 지독한 것이란 말인가.

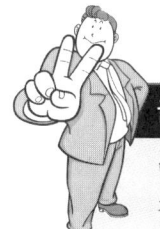

글쓴이 조언

담배를 끊는데 제일 큰 도움이 되는 두 가지가 있소.
첫째, 물을 많이 먹으시오. 아예 물병을 들고 다니며 담배 생각 날 때마다 찔끔찔끔 시도 때도 없이 마시시오. 여건이 된다면 결명차나 녹차가 더 좋다오.
둘째, 시도 때도 없이 양치질을 하시오. 입안이 텁텁하면 담배 생각이 훨씬 많이 난다오. 담배 생각 날 때마다 양치질을 하시오. 양치질 효과는 생각보다 크다오.

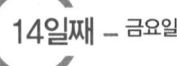

14일째 – 금요일

담배는 내가 끊었는데, 집사람이 더 좋아한다.

며칠 전부터 아침에 일어날 때 고민이 생겼다. 아이에게 민망해 방에서 한참 동안 꼼지락거리다 나온다. 담배 끊으면 발기가 잘 된다는 말은 들었는데 이 정도일 줄은 몰랐다.

오늘은 특히 심하다. 딱딱해진 녀석을 억지로 조준해 소변을 보자 그때서야 수그러든다. 그런데 이 녀석이 눈치도 없이 출근하려는데 또 솟아오른다.

출근하려다 현관문 앞에서 안절부절 서성이는 나를 집사람이 '왜에?' 하는 눈으로 쳐다본다. 눈길이 아래로 가더니 눈가에 웃음이 번진다. 이래서 아내들이 담배 끊으라고 성화인가 보다.

아침 8시, 아무도 출근하지 않은 사무실에 컴퓨터 켜고 앉자 몰려드는 담배 생각. 5분 정도 계속된다.

담배 끊은 뒤 내 배 속엔 거지 하나가 들어앉았다. 8시 40분, 매점에서 김밥 한 줄을 사먹었다. 먹고 나자 또 한 번 몰려드는 담배 생각. 이번에는 3분 정도 계속되었지만 이제 이 정도는 참을만하다.

저녁 8시에 홍보물 스튜디오 촬영이 시작되었다. 사진작가와 모델이 할 일이라 적당한 시간에 퇴근하려 했는데, 모델이 서툴러 끝까지 지켜봐야 했다.

쉬는 시간마다 담배를 빼무는 사람들. 스튜디오의 어둑한 분위기 때문에 참기 힘든 담배 생각. 이걸 그냥 한 대 피워? 안 돼. 지금까지 참은 게 어딘데.

밖으로 나와 심호흡하고 들어가길 서너 번. 드디어 밤 2시에 촬영이 끝났다.

집에 온 시간 밤 3시. 오늘도 담배 안 피운 나, 내가 생각해도 대견하다.

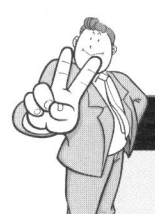

글쓴이 조언

책이나 인터넷에서 보면 담배 끊을 때 과일을 많이 먹으라고 하는데 나는 별로 권하고 싶지 않다오. 담배 끊은 지 얼마 안 된 상태에서는 무엇이든지 먹고 나면 꼭 담배가 피우고 싶어진다오. 그러니 음식 맛이 좋아도 참을 수만 있다면, 씹어서 삼켜야 하는 건 아예 입에 넣지 말라고 하고 싶소. 대신 물을 먹으시오.

15일째 – 토요일

8시에 일어났다. 어젯밤, 아니 오늘 새벽 3시가 넘어서 잤는데 별로 피곤하지 않다. 오히려 머리도 맑다. 내가 담배 끊더니 20대로 회춘하는 모양이다.

오늘은 토요일이지만 늦게까지 일해야 되는데, 어제 너무 늦게 자서 괜찮을지 모르겠다.

역시 오후 1시가 되면서 눈꺼풀이 뻑뻑해진다. 졸린다. 그런데 졸리는 데도 등급이 있나 보다. 예전처럼 끈적끈적하게 졸리지 않는다. '별 정신 나간 놈 다보겠네' 라고 할지 모르지만 정말 '맑게' 졸린다. 어떻게 설명을 하면 좋을까? 음, 밤늦게까지 술 엄청 마신 뒤 다음날 게슴츠레 졸리는 것과, 운동하고 난 뒤 잠시 피곤함으로 졸리는 차이다. 맞다. 딱 그거다.

그러고 보니 요즘 잠을 깊게 못 잔다. 일 때문이기도 하지만 확실히 잠이 깊게 들지 않는다. 거기다 꿈도 많이 꾼다. 어제도 새벽이 다 되어 잤는데도 꿈을 많이 꾸었다. 자다 깨다 자다 깨다 했다. 그런데도 아침에 일어날 때 힘들다는 생각은 별로 안 들었다. 졸리기는 한데 머리는 맑다. 또 한 가지 특이한 게 있다. 머리는 맑은데 꼭 은단 먹은 닭처럼 괜히 존다. 일하다가 꾸벅꾸벅 존다. 피곤해서 조는 게 아니라 그냥 존다. 이것도 금단 증상 중에 하나라고 하는 걸 들은 적이 있다. 담배 끊으면 그 동안 몰랐던 별 거지 같은 증상들이 무지하게 나타난다.

또 자고 나면 얼굴이 깨끗하다. 난 아침에 일어나면 얼굴에 개기름이 잔뜩 끼어 손으로 만지면 미끈할 정도였다. 지금은 거의 손에 묻어나지도 않는다.

  그리고 오늘은, 금연 시작하고 처음으로 퇴근할 때까지 담배 생각이 전혀 안 났다. 담배 때문에 잠깐이라도 일을 멈췄던 적이 없었다. 장하다, 이 과장!

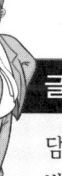

글쓴이 조언

담배 끊는 동안, 담배 끊으면서 생기는 몸의 변화 중 좋은 점을 억지로라도 발견해내시오. 입맛이 좋아졌네, 얼굴이 깨끗해졌네, 똥 색깔이 황금색이네, 하다못해 담배 값 안 들어서 좋네 등등. 이런 변화를 자기가 의식적으로 느끼면 담배 끊는데 아주 큰 도움이 된다오. 담배 끊었을 때 자기 몸에 조금만 신경 쓰면 이런 변화는 아주 쉽게 발견할 수 있다오.

16일째 – 일요일

기다리고 기다리던 일요일. 오전 내내 잤다.

담배 끊으면서 좋아진 것 하나 더, 일요일 오전 내내 잠을 자도 아내와 딸아이가 용서한다는 거다.

"담배 끊으려면 많이 자야 돼. 안 그러면 담배 다시 피울 지도 몰라."

이 협박 한 방이면 만사 오케이다.

점심 때 밥 먹으면서 아내가 죽어도 봐야 한다고 우기는 바람에, 무심코 케이블TV 영화를 봤는데 그게 실수였다. 재미 하나도 없는 우리나라 삼류 멜로였는데 주인공이 담배를 엄청 피워댔다. 술 먹으며 뻑뻑, 애인과 헤어졌다고 뻑뻑, 옛날 생각하며 뻑뻑, 도대체 영화 내내 손에서 담배를 놓질 않았다. 그 배우는 자신이 괴로워하는 감정을 오직 담배로만 표현할 수 있나 보다.

문제는 점심밥을 다 먹고 나서였다. 담배 생각이 나기 시작했다. 은근하고 끊임없이 담배를 피우고 싶었다. 하지만 미치도록은 아니어서 그런대로 참을만은 했다. 오전 내내 잤더니 잠도 더는 안 와서 아이 손잡고 근처 공원으로 나갔다. 확실히 탁 트인 곳으로 나가니까 담배 생각이 줄어들었다.

저녁 때 채널 돌리다가 메디TV에서 방영하는 식도암 환자 이야기를 봤다. 끔찍했다.

"식도암은 흡연과 음주로 생기는데 비흡연자에 비해 44배나 높고…."

2~3배도 아니고 몇 십 배? MC의 말이 이어질 때마다 목구멍이 따끔따끔했다. 나, 담배 끊기 정말 잘했다.

하지만 이런 충격 요법은 길어야 3일이라는 걸 안다. 예전에 담배 때문에 간 이식 받아야 한다는 부장님 보고 담배 끊었는데 10시간 만엔가 다시 피웠었다.

그래도 이제 나는 담배 끊었으니까 저런 병 안 걸릴 거다.

 **Health** 언론사 담배 정보

현재 우리나라 사람 사망원인 1위는 암이고, 그 암 중 1위는 폐암이다. 폐암 환자의 90%는 흡연자이거나 과거 흡연 경력이 있는 사람이다. 폐암은 흡연경력 25년부터 생기기 시작한다.

◯ **17일째** — 월요일

◯ **18일째** — 화요일

어제는 밥 먹을 시간도 없이 바빴다. 그런데 그렇게 바쁘니까 좋은 점도 있었다. 담배 생각이 안 나는 거다. 전혀라고는 할 수 없지만 거의 안 났다. 하기야 생각났다고 해도 어제는 바빠서 이 일기 쓸 시간도 없었다. 그런데….

오늘은 아침부터 황이다. 3일 전에 넘겼던 홍보물이 되돌아왔다. 자기네 의도와 다르단다.

이럴 때 제일 환장한다. 회의 때마다 자기네 담당자 직접 참여해서 몇 번씩 확인했고, 해달라는 대로, 기획서에 쓰인 대로, 며칠씩 밤새워 만들어줬더니 잠잠하다가 며칠 만에 캔슬 통보하면, 이유도 황당하다.

"회사 방침이 변경돼서…."

자기네 회사 방침 바뀐 건 바뀐 거지, 왜 해달라는 대로 해준 일을 다시 해달라나? 하지만 나까지 화내면 거래처 하나 잃는다. 이 일 담당했던 팀원들 기분도 풀어줘야 하고. 아, 이럴 땐 정말 담배 피우고 싶다. 속에서 불이 난다. 오늘 무사히 넘길지 모르겠다.

오후엔 엎친 데 덮쳤다.

아는 여자 부장님한테 술 한잔 하자는 전화가 왔다. 씩씩한 그 양반과 술 먹으면 반드시 12시 넘긴다. 새벽까지 마실 확률 100퍼센트다. 그런데 거절할 명분이 없다. 그 양반이 술 먹자고 하는 건 무슨 일이 있기 때문이다. 어쩌나. 어쩌나. 오늘 이 기분으로 술 먹으면 담배… 피운다. 틀림없다. 안 봐도 비디오다. 담배 피울 확률 1,000퍼센트다. 이 일을 어쩌나. 어쩌나.

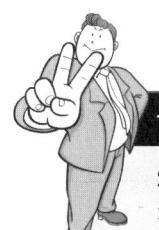

글쓴이 조언

2주 정도 담배 끊었다가 다시 피우고 싶으면 지금까지 참아온 고통을 생각하시오. 자신이 어떻게 참아왔는지, 그 고통이 얼마나 심했는지 곰곰이 생각해 보시오. 그 과정을 다시 거쳐야 한다고 생각해보시오. 그러면 다시 피우고 싶은 생각을 하루나 이틀 정도 미룰 수 있을 것이오. 아니 한 시간만 미뤄도 괜찮소. 일단 그 자리에서 피우지 않을 어떤 변명거리라도 찾아내시오.

19일째 - 수요일

어제 술 안 먹었다. 전화해서 솔직히 불었다.

"부장님. 제가 담배를 끊는 중인데 부장님과 술 먹으면 다시 피울 것 같거든요. 그러니 딱 10일만 있다가 마십시다."

"담배를 끊었다고요? 이 과장이? 정말? 허, 머지않아 남북통일 되겠군. 알았시다. 10일 후에 봅시다."

핑계가 궁할 땐 솔직히 부는 게 최선이다. 술 먹는 대신 저녁 늦도록 캔슬된 홍보물 작업 했다.

어제 받은 스트레스 때문인지 오늘 하루 종일 담배 생각이 졸졸 쫓아다녔다. 일이 급해지니까 담배 생각이 더 났다.

오늘은 집에 일찍 가서 좀 쉬었으면 좋겠는데 늦은 퇴근 시간이 되자, 술 한잔 거나하게 먹은 친구 녀석이 회사 앞으로 찾아왔다. 지 딴에는 반가워 죽고 못 산다, 내 원 참.

맥주 잔 앞에 두고 이 녀석 내가 담배 끊었다는 걸 알면서 연거푸 피워댄다.

"야, 너 담배가 얼마나 안 좋은 줄 알아? 담배는 말야… 암이 어쩌고 저쩌고… 남자 구실도 어쩌고저쩌고… 치매가 어쩌고저쩌고…."

가만! 내가 지금 뭐하는 거야? 취한 녀석한테 아주 웅변을 하고 있었다. 내가 언제부터 그렇게 담배 박사가 되었는지 모르겠다.

집에 오면서 생각해보니, 술자리에서 친구한테 했던 말은 전부 내가 나한테 한 말이었다. 그렇게라도 술자리에서 담배 생각 떨쳐내려는 몸부림이었다. 담배가 얼마나 나쁜 건지 나 자신에게 다시 확인시켜 담배에 혐오감을 가지려는 몸부림.

담배 끊으려고 정말 별짓을 다한다.

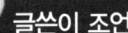

글쓴이 조언

자신이 담배를 끊고 있는 중에 주위에서 담배 끊으려는 사람이 있으면, '나도 아직 못 끊었는데' 라고 생각하지 말고 무조건 도와주시오. 자기 경험, 금단증상 대처법, 담배에 대한 지식 등등 틀려도 괜찮으니 알고 있는 건 뭐든지 상대에게 알려주어 끊게 만드시오. 선생님이 아이들에게 하지 말라고 가르친 건 자신도 할 수가 없게 된다는 걸 아시오. 그리고 그렇게 자신의 경험 등을 말해주다 보면 자기도 그동안의 고통을 되돌아보는 계기가 되어 자신에게도 큰 도움이 된다오.

20일째 _ 목요일

두 번이나 큰 회의가 있었다. 한 번은 오전에 두 시간, 그 동안의 작업에 대한 전반적인 상황 점검. 며칠 전에 캔슬된 그 일 때문이었다.

오후엔 세 시간 동안, 새 거래처 네 곳의 디자인 건에 대해.

둘 다 머리 썩히는 회의다. 더군다나 회의시간 내내 피워대는 담배들. 사무실에서는 담배 거의 못 피우는 분위기인데 회의실에서 만큼은 다르다. 또 회의 자체가 굉장한 스트레스 받는 거라 말릴 수도 없다. 금연을 포기하고 싶을 정도였다.

그래도 오전에는 괜찮았다. 미리 2리터짜리 물 한 통을 가져다 놓고 계속 마셨다. 이야기도 잘 풀렸다. 그런데 오후에는 지옥이었다. 디자이너들이 상황파악도 제대로 못한 상태에서 샘플 디자인들을 전면 재수정했다. 머리에서 윤활유 타는 냄새가 났다. 물도 소용없다.

담배, 담배, 담배….

이럴 때는 담배를 피우고 싶어 피우는 게 아니다. 그 동안 해왔던 대로 입에 담배를 물어야 이야기가 나오기 때문이다. 또 이럴 때 담배 무는 게 습관이 되다보니 이야기하다가 답답하면 저절로 담배에 손이 간다. 그리고 여기저기서 피워대는 담배들.

회의 끝나고 보니 이게 뭐야? 볼펜 뒷부분이 왜이래? 아예 너덜너덜하구만. 플라스틱을 이 정도로 씹어대면 몸에 안 좋을 텐데…. 그래도 담배보다는 나으려나?

하마터면 오늘 금연 실패할 뻔했다.

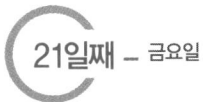 **21일째 _ 금요일**

새벽 5시 10분에 잠이 깨었는데 잠은 안 오고 정신만 말똥말똥했다. 담배 끊은 뒤로 흔히 이렇게 새벽 올빼미가 된다.

아내와 딸아이 깰까봐 조심조심 거실로 나와 TV를 켰다. 케이블 방송만 한다. 재미없다.

출근해서도 피곤하지 않다. 한 가지 좋아진 점은, 사물이 굉장히 깨끗하게 보인다는 거다. 침침하거나 흐릿하지 않고 잘 닦은 고급 렌즈를 들여다보듯 눈앞이 선명하다. 또 집중이 잘 되는 걸 느껴진다. 무얼 생각하면 다른 곳에 거의 신경 안 쓰일 정도로 집중이 잘 된다.

그렇다고 좋아진 것만 있는 건 아니다. 담배 끊고 건망증이 상당히, 많이 심해졌다. 핸드폰이나 수첩, 지갑, 열쇠를 집이나 사무실에 두고 나가는 경우도 많다. 어떨 땐 내가 혹시 치매 초기 아닌가 하는 의심이 들기도 한다. 누가 그랬다. 차 열쇠를 어디다 둔지 모르면 건망증이고, 차 열쇠를 무엇에 쓰는 건지 모르면 치매라고. 다행히 아직 차 열쇠 무엇에 쓰는지는 안다.

오후 내내 거래처에서 몇 번이나 전화가 왔다.

"오늘 저희 회식인 거 알죠? 이 과장님 꼭 오실 거죠?"

그 회사 회식엔 갈 때마다 죽는다. 모두 천하장사들이다. 진창이 되도록 마시고 마시고, 노래 부르고 부르다가 목에서 웨, 웨 하는 늙은 개구리 목쉰 소리가 나와야 새벽에나 헤어지는 자리다. 그래서 그들은 전부 토요일 월차 내고 꼭 금요일에 회식한다. 징그런 인간들이다.

하지만 그 회식에 빠져서도 안 된다. 지금까지 그렇게 우의를 다져왔고 덕분에 그쪽 일 우리가 다 하는 거니까. 회사를 위해선 가야 한다. 고민이다.

"영민 씨, ○○회식에 갈래? 술떡이 될 수 있다구. 대신 내일은 쉬어도 좋아."

인심 쓰는 척 술 좋아하는 직원에게 물어봤다. 내일 쉬라는 말에 좋아 죽는다 죽어, 에라이.

나도 술 좋아하지만 그 자리에 가면 이 일기 여기까지로 끝이다.

담배 끊으면서 나쁜 점은 이런 제약을 상당히, 아주 많이, 엄청 받는다는 거다.

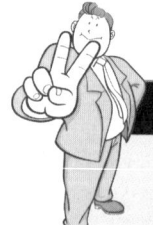

글쓴이 조언

담배 끊는 일은, 일부 선택 받은 사람을 빼고는 모두가 힘들어 한다오. 오죽 힘들면 10명 중 2명만이 성공한다고 하겠소. 그런데 그 중에서도 유난히 힘들어하는 사람이 있다오. 그런 사람은 체질이 그런 거니까 금연동호회에 가입하는 것도 도움이 된다오. 비슷비슷한 사람끼리 모이면 서로 위로도 되고, 또 자신들만 아는 좋은 정보도 교환할 수 있다오.

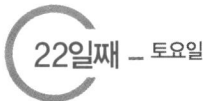 22일째 _ 토요일

아침에 면도하려 거울 보다가 오잉? 이럴 수가!

내가 봐도 눈이 초롱초롱 맑아졌다. 흰자위에 핏발 하나 없이 깨끗하다. 꼭 대학교 1학년 싱싱할 때 눈 같다.

혀를 쑥 내밀어보았다. 하얗게 꼈던 백태도 없어졌다. 불그스름한게 깨끗해 보인다. 얼굴도 맨질맨질하다. 정말 오랜만에 보는 피부 상태다.

이럴 땐 담배 끊은 게 뿌듯하다. 어제 회식자리에 안 간 게 얼마나 다행인지 모른다. 회식에 가서 웃고 마시면 그때야 좋지만 다음날 속 쓰리고 머리 아프고, 오전 내내 멍한 상태로 지내야 한다.

'내친 김에 술도 끊어 봐?'

에이, 될 일을 해야지 불가능한 일에 도전하면 나만 손해다.

출근하는데 회사까지 한 번에 가는 버스가, 그것도 빈자리 송송 있는 버스가 길 건너편에서 오고 있다. 뛰면 충분히 탈 수 있다. 뛸까? 뛸까?

한 달 전에도 이랬다. 죽어라 뛰어서 육교를 건너 타긴 탔다. 그런데, 눈앞에서 하루살이들이 날고, 숨은 턱까지 차오르고, 속은 울렁울렁. 군대 갔다 온 사람들은 알거다. 신병훈련소에서 처음으로 선착순 몇 번 하고나면 토할 것처럼 울렁거리던 그 속을. 좀 앉았으면 좋겠는데 자리도 없었다. 양복쟁이 신사 체면에 바닥에 주저앉을 수도 없고, 그때 죽는 줄 알았다.

그 생각에 멈칫멈칫, 저 버스 10분마다 한 대씩이라는 생각에, 에라이 뛰자. 투다닥 육교를 건너 다시 20여 미터를 투다다닥. 막 출발하려는 버스를 탔다. 빈자리부터 찾아 앉았다.

'난 이제 죽었다.'

울렁거릴 속에 잔뜩 대비했다. 그런데 이게 뭐?

그냥 몇 미터 띈 것 같은 느낌밖에 없다. 숨결도 이내 편안해졌다. 속 괜찮은 건 말할 것도 없고. 이게 뭔 일이래? 이게 다 담배 끊은 효과라고? 겨우 22일 끊었을 뿐인데 이 정도면? 그럼 지금까지 20여 년 가까이 내가 내 몸에다 무슨 짓을 해온 거야?

 **Health** 언론사 담배 정보

담배를 피우면 같은 나이에 비해 더 늙어 보인다. 보통은 2년 정도지만 사람에 따라서는 10년 이상 늙어 보이기도 한다. 왜냐하면 담배는 피부에 영양 공급을 막아 피부에 탄력이 없어지고 주름도 굵어지기 때문이다. 문제는 얼굴에 한 번 생긴 주름은 수술 외에 사연적인 방법으로는 없어지지 않는다는 점이다. 물론 살이 찌면 감춰지기는 하지만 살이 빠지면 더 굵고 선명해진다.

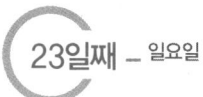 **23일째 _ 일요일**

일요일인데도 일찍 눈이 떠졌다.

밥 먹고 화장실에서 시원하게 똥을 쌌다. 요새는 설사를 하거나 딱딱한 변이 아니라 말랑말랑한 변이다. 똥 싸는 시간이 기다려질 정도로 똥 싸기가 편하다. 모두 담배 끊은 뒤부터 생긴 현상이다.

일을 다 본 뒤 쪼그리고 앉아 한참 동안이나 변기통을 들여다보았다. '우웩!'이라고 할 사람도 있겠지만 방금 전까지 내 배 속에 있던 내 똥 내가 보는 건데 뭐.

정말 예뻤다. 색깔이 완전히 황금색이다. 똥을 보며 예쁘다는 생각이 든 건 삼십 몇 년을 살아오면서 처음이다. 꼭 갓난아이 똥 색깔이다.

똥 색깔이 이렇게 된 건 꼭 담배를 끊어서만은 아닐 것이다. 생각해보니 담배 끊은 뒤로 어지간한 술자리는 가질 않았다. 똥 색깔이 좋아진 건 담배보다 술을 안 먹어서일 거다. 그래도 이것 역시 금연 때문에 생긴 부수입이다.

날씨가 좋아 아내랑 아이랑 공원에 갔다. 이제 담배 때문에 일요일 날 잠만 자는 건 안 해도 될 정도는 되었다. 역시 공원에 있는 내내 담배 생각 거의 안 났다.

저녁 때 또 하나 달라진 걸 발견했다. 샤워를 하는데, 피부가 매끌매끌했다. 꼭 사우나에서 땀 흠뻑 빼고 방금 나온 것 같은, 또는 때수건으로 때를 말끔히 벗겨낸 뒤 만지는 피부 느낌. 신기해서 몇 번이나 몸 이곳저곳을 문질러 보았다. 역시 매끌매끌했다. 담배, 끊길 정말 잘했다. 피부까지 이렇게 바뀔 줄은 정말 몰랐다.

24일째 – 월요일

25일째 – 화요일

26일째 – 수요일

27일째 – 목요일

어제까지 3일 동안 금연일기 쓸 생각이 안 들 정도로 담배 생각이 안 났다. 나에게 이런 일도 있다니, 며칠 동안이나 담배 생각이 전혀 안 나다니.

그래서 방심했다. 담배는 아주 조금의 틈만 있어도 파고든다는 걸 깜빡 잊었다.

어제 밤새우고 오늘 새벽에야 퇴근했으니 오늘은 쉰다. 10시에 일어나 밥 먹고 오랜만에 김포 저수지로 낚시를 갔다. 평일이어서 저수지엔 두어 사람뿐이었다.

낚시해 본 사람은 안다. 빨간 찌를 보고 있으면 꼭 담배를 물게 된다는 걸. 그 동안 담배 생각이 안 난 건 내가 담배 생각이 안 나는 조건을 스스로 만들었기 때문이었다. 그런데 담배 생각이 잘 날 조건으로 바뀌자… 엄청 났다. 손끝 찌릿찌릿한 느낌이 다시 들 정도였다. 그런데 희한한 건, 담배 피우고 싶은 생각이 강렬한 데도 참을 만하다는 거다. 정말 충분히 참을 수 있을 정도다.

점심으로 라면을 끓여먹고 나자 담배 생각은 더 심해졌다. 양치질을 했으면 좋겠는데 칫솔을 안 갖고 왔다. 10분, 20분, 30분…. 안 되겠다. 낚싯대 펴 둔 채로 10여 분 걸리는 매점까지 달려갔다. 칫솔, 치약과 물 두 통.

오후 내내 입질 한 번 못 받은 채 물 두 통 다 먹고 양치질만 해대다 왔다.

담배에겐 비집고 들어올 틈을 주면 안 된다.

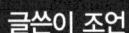

글쓴이 조언

담배 끊는 얼마 동안은 바둑이나 당구, 카드 등 승부를 겨루는 게임은 자제하는 것이 좋다오. 아마도 담배 피우는 사람은 다 알거요. 이런 게임 하면 특히 담배를 많이 피우게 된다는 걸. 이기면 기분 좋아서, 지면 기분 나빠서 피우게 된다오.

28일째 _ 금요일

　내 차 타고 사진작가와 대전 스튜디오로 사진 찍으러 갔다. 그런데 출발할 때부터 어째 불안불안 했었다.
　사진작가 이 양반 완전 굴뚝이었다. 대전까지 가는 차 안에서 끊임없이 담배를 피워대는데, 아주 환장할 지경이다. 그렇다고 우리 일 해주는 사람에게 뭐라 할 수도 없다. 물론 담배 피우지 말라고 말할 수 있다. 그런데 그러지 못한 건, 담배 연기가 너무 좋아서다. 몇 번이나 담배 피우지 말라고 말하고 싶었다. 하지만 속마음은 달랐다.
　'어쩔 수 없잖아. 차 타고 가면서 피우는 걸 내가 뭐라 하겠어.'
　자꾸 이런 생각만 드는 거다. 분명히 담배 연기를 맡지 말아야 하는데 담배 냄새가 그렇게 고소할 수가 없다. 코에 아주 찰싹찰싹 달라붙는다. 그런데 간접흡연의 대가는 톡톡히 치러야 했다. 간접흡연의 위력이 그 정도일 줄은 몰랐다.
　대전 도착해 사진 찍는 동안, 나 죽는 줄 알았다. 담배 끊은 지 4일쯤 되었을 때의 유혹이 시작되었다. 물을 병째 들고 마시며 겨우겨우 참아냈다. 그런데 오후가 다 지나도록 원하는 사진이 안 나오자 사람들 모두가 짜증을 냈다. 그럴수록 사람들은 담배를 더 피워대고.
　나도 거의 피울 뻔했다. 몇 번이나 담배로 손이 갔다. 그때마다 물을 벌컥벌컥 마셔댔다. 물을 너무 먹으니까 사진작가가 사진 찍다말고 쳐다봤다. 그 눈이 무슨 말 하는지 나는 안다.
　'저거 저러다 배 안 터지나?'
　오후 내내 안 피우고 버틸 수 있었던 건 끊어온 그 동안의 시간이 너무 아까워서였다. 만약 그 생각만 아니었다면 다시 피웠을 거다.

아주 죽다 살아난 하루였다.

글쓴이 조언

담배 끊은 지 얼마 되지 않았을 때 누가 옆에서 담배 피우면 그 냄새가 기가 막히게 좋다오. 그럴 때 담배 피우는 사람 옆에 찰싹 달라붙어 간접흡연하지 마시오. 간접흡연이 사람을 더 미치게 한다오. 간접흡연은 자기가 직접 피우는 것과 별로 다를 게 없다오. 담배 끊고 싶으면 절대로 간접흡연하지 마시오.

29일째 _ 토요일

　아침에 일어나자 제일 먼저 '담배 피우고 싶다'는 생각부터 났다. 어제 간접흡연한 영향이다. 하지만 담배 생각은 잠깐 일었다가 사라졌다.
　토요일이어서 일찍 퇴근하고 후배 아이 돌잔치 하는 뷔페식당으로 갔다. 그런데 너무 빨리 갔다. 내가 아는 사람은 아직 아무도 안 왔다. 이럴 때 참 고역스럽다. 혼자 멍하니 앉아 있기도 어색하고, 그렇다고 계속 음식 먹기도 부담스럽다. 후배 녀석은 손님 맞느라 나한테만 신경 쓸 수도 없는 일이고.
　혼자 멋쩍게 앉아 있기 민망해 계단 창가로 나갔다. 나와 같은 처지의 사람들 몇 명이 옹기종기 모여 있었다. 이런 시간 때우기 제일 좋은 게 담배다. 담배 없이 그냥 있으면 좀 덜떨어져 보인다. 그런데 담배라도 한 개비 물면 뭔가 하는 것처럼 보인다. 예전 같으면 나도 벌써 몇 개비는 피웠을 거다.
　창가에 있으니까 담배 생각이 많이 났다. 이럴 때의 담배 생각은 몸이 원해서가 아니라 그 동안 해왔던 습관과 분위기 때문이란 걸 안다. 그걸 알면서도 피우고 싶다.
　조금 있으려니 아는 사람들이 몰려왔다. 왁자지껄 음식 가져다 먹은 뒤, 꼭 싱크대 아래 떨어진 음식찌꺼기에 바퀴벌레 모이 듯 창가로 모여 담배 피워대는데, 이번에는 나도 분위기가 아니라 몸이 담배를 원했다.
　사회생활에서 체면치레 하며 살려면 습관, 분위기 등등으로 담배 끊기 정말 어렵다.

30일째 _ 일요일

> **Tip 학자들이 말하는 믿거나 말거나 시간별 금연 효과 _ 30일 후**
>
> 담배 끊은 30일이 지난 당신은, 아마도 기침, 피부가 간질거리는 느낌, 소화가 잘 안 되는 느낌, 입이 바짝 마르는 느낌, 불안과 초조, 신경질, 집중력 저하 등등 온갖 금단증상을 경험했을 거요. 금연한 거의 모든 사람이 겪는 증상이니 걱정하지 마시오. 그런데 어떤 축복받은 사람은 이런 증상이 전혀 없기도 한다오.

31일째 _ 월요일

32일째 _ 화요일

33일째 _ 수요일

지난 3일은 담배 생각나지 않은 편안한 날이었다. 이제 한 달째인데 이 정도라면, 어떻게 해서든 한 달만 잘 참아내면 담배 끊기 어렵지 않을 듯하다.

오늘은 술자리를 피할 수 없었다. 그 동안 요리조리 잘 피해왔는데, 오늘도 피하면 사회생활 힘들어진다. 담배 끊은 지 18일째 되던 날 술 먹자고 전화 주셨던 여자 부장님이 기어이 날을 잡았다.

"이 과장, 내일 국경일이란 거 알지? 10일 이상 시간 줬으니 이제 한 잔 하자고."

거의 한 달 만에 마시는 술이었다. 술, 진짜 술술 잘 들어갔다.

부장님이 보란 듯 담배를 피워 물었다. 아이고, 왜 이러시나? 아주 작정을 하셨구만.

술 한두 잔 먹을 때 담배 생각이 났다가 이내 괜찮아졌다. 그런데 맥주 열 병이 넘어가자 귀 안에서 저번에 들었던 목소리가, 은은하고 낮은 남자 목소리가 들리기 시작했다.

"피워. 뭐 어때? 부장님은 여잔데도 저렇게 피우잖아. 분위기 맞춰 한 대만 피워 봐. 이 자리에서만 피우고 내일부터 끊으면 되잖아."

술 먹다 가만히 그 소리를 듣고 있을 정도로 생생한 목소리였다. 몇 번이나 담배로 손이 갔다. 그럴 때마다 술을 입 안으로 털어넣었다.

3차까지 간 자리에서 기어이 담배를 빼 물었다.

"피우지 마. 오늘 보니까 이 과장 이번에는 끊을 수 있겠는데 뭘. 그러니까 이건 압수."

부장님이 '탁' 담배를 채갔다.

"괜찮아요. 한 대만 피우고 말 건데요, 뭘."

"됐네 이 사람아. 정 피우고 싶으면 술 깬 다음에 피우든지."

"에이 참, 부장님도…."

아무리 아양을 떨어도 이 양반은 한번 안 된다면 그걸로 끝이다.

결국 안 피웠다. 아니 못 피웠다. 우리 부장님 최고다.

34일째 – 목요일

오늘은 국경일 휴일, 아침에 일어나자마자 두 눈썹 사이에 굵은 주름 잡아가며 생각해 봤다.

'내가 어제 담배를 피웠었나?'

잔뜩 취해 새벽에 들어왔는데 기억이 띄엄띄엄… 안 피웠다. 피우려고 했는데 못 피웠다. 아이고 이쁜 우리 부장님.

입에서 술 냄새가 폴폴 난다. 꿀물 가져온 마누라 눈이 완전 도끼눈이다. 그런데 이런 제길, 마누라 도끼 눈 보고 났더니 담배 생각이 간절해진다. 만약 손닿는 곳에 담배가 있었다면 피웠을 거다.

술이 덜 깬 상태이거나 술 취한 상태에서 담배 생각나기 시작하면 솔직히 의지만으로 참기는 힘들다. 역시 담배는 흐트러진 몸과 마음 때문에 피우게 되나 보다.

꿀물 마시고 다시 잠을 잤다.

점심 때 일어나 술이 완전히 깨자 그때서야 담배 생각도 사라졌다. 어제와 오늘은 간신히, 하늘이 도와서 안 피웠다. 금연은 내 힘만으로는 어렵다는 걸, 주위 사람들도 도와줘야 한다는 걸 절실히 느낀 날이다.

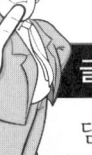

글쓴이 조언

담배 끊을 때, 아직 담배를 참기 힘든 기간에는 될 수만 있으면 몸을 피곤하게 만들지 마시오. 몸이 피곤해지면 정신력도 약해져 작은 스트레스에도 담배 끊겠다는 결심이 무너진다오. 시간이 허락한다면 무조건 많이 자고 많이 쉬시오.

◯ **35일째** - 금요일

◯ **36일째** - 토요일

어제 담배 생각이 전혀 안 나서 이제 완전히 끊은 줄 알았다. 그런데 역시 담배의 속임수였다. 교활한 녀석 같으니라구.

오늘 하루 종일, 정말 하루 내내 담배 생각에 시달렸다. 마치 어제 하루 쉬게 해준 데 대한 보복 같았다.

토요일에다 비 오고, 하늘도 꾸물꾸물, 분위기 죽인다. 분위기는 분위기인데 내 몸까지 왜 이러는지 모르겠다. 혀가 꺼끌꺼끌한 느낌인데 뭐라고 꼭 집어 말하기 힘들다. 처음 담배 끊었을 때의 그런 느낌은 아니다. 그보다는 훨씬 덜하지만 은근히 무언가를 바라는 것 같은. 아침부터 혀 전체에서 그런 느낌이 있다. 혀가 찌릿찌릿한 게 무언가를 간절히 바라는 듯하다. 손끝이나 발끝은 괜찮은데 혀만 그런다. 그런데 그 '무언가'가 무엇인지 난 너무도 잘 안다. 담배 끊고 3일째에 느꼈던 걸 내가 왜 모르겠나. 지금 나의 혀는 담배를 원하는 거다. 그것도 아주아주 간절히.

또 어제부터는 일하다가 가끔 존다. 이 증상도 담배 끊고 10여 일쯤에 생겼던 증상과 비슷하다. 담배를 끊을 때 3일, 1주일, 1개월, 6개월, 1년, 3년 단위로 힘들다고 하던데, 지금 내가 한 달이 조금 넘었다. 그래서 그런지 지금까지와는 다른 방식으로 담배에 대한 욕구가 생긴다. 뭐랄까? 마치 담배 생각 아닌 것 같은데 사실은 그게 담배 생각이라는 거다.

하지만 처음 끊을 때처럼 무턱대고 피우고 싶지는 않다. 참을 수 있을 만큼 은근히 피우고 싶다. 특별히 스트레스 받지만 않는다면 충분히 참을 만하다.

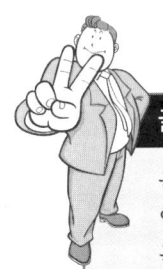

글쓴이 조언

금연했다가 다시 피우게 되는 가장 큰 원인 중 하나가 스트레스라오. 금연 의지가 아무리 강해도 스트레스 이기는 사람은 드물다오. 그러니 담배 끊기 전에 자신만의 스트레스 푸는 방법을 알아놓으시오. 노래방에서 미친 듯이 노래를 부르든가, 산에 가서 목 터지도록 악을 쓰든가, 체육관에서 샌드백 구멍 날 때까지 두들기든가 아무거나 좋소. 특히 스트레스 받을 때 즉석에서 할 수 있는 방법이라면 더욱 좋소. 팔굽혀펴기, 머리감기, 인형 물어뜯기 등등 찾아보면 얼마든지 있다오. 하지만 절대 술로 풀지는 마시오. 술은 담배 다시 피우게 하는 최고의 명약이라오.

37일째 – 일요일

일요일이지만 자료조사 때문에 도서관으로 출근했다.

차를 가지고 나온 게 실수였다. 운전을 하면 담배 생각이 많이 난다. 원래 운전할 때 꼭 담배를 물던 버릇이 있어서 더 그럴 거다.

또 어제부터 담배 생각 때문에 업무에 지장을 받을 정도다.

왜 이럴까? 담배 끊은 사람들 이야기 들어보면 한 달 넘으면 어느 정도 괜찮아진다고 하던데.

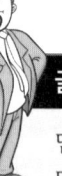

글쓴이 조언

담배 끊은 지 한두 달 안에는 될 수 있으면 운전하지 마시오. 운전하다보면 습관적으로 담배 피우게 되고, 잘 참다가도 접촉 사고 나서 다투게 되면 담배 끊고 말고가 없이 무조건 피우게 된다오.
또 의견충돌이 있을 수 있는 회의 같은 자리도 될 수 있으면 피하시오. 상대방을 아무리 설득해도 안 되어 열 받으면 담배 안 피우고는 못 견딘다오.

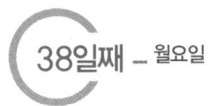 **38일째** _ 월요일

어제와 별로 달라진 게 없다.

어제 담배 피우고 싶다는 생각이 너무 나서 아예 일찍 잠자리에 들었었다. 담배 피우고 싶을 때는, 몸이 피곤할 때나 스트레스 받을 때라는 걸 경험으로 안다. 그래서 일부러 잠을 많이 자려고 놀아달라는 딸아이 달래놓고 일찍 잔 거다. 그런데 그런 가상한 노력에도 불구하고 오늘도 담배 생각은 전혀 수그러들 줄을 모른다.

아침에 버스를 탈까 지하철을 탈까 잠깐 망설이는데, 그 약간의 판단, 그러니까 그것도 머리 쓴 거라고 담배 생각이 났다. 이놈의 담배, 정말 끈질기고 징글징글하다.

하루 종일 담배 피우고 싶은 생각에 시달렸다.

39일째 _ 화요일

오늘은 더 하다. 아침에 화장실 갈 때도 담배 생각이 났다. 지금까지 화장실 갈 때는 괜찮았다.

오늘까지 4일 정도 계속 담배 생각에 시달리고 있는데, 가만히 생각해보니 처음과 달라진 점이 있다.

담배를 처음 끊었을 때처럼 막무가내로 앞뒤 안 가리고 무조건 피우고 싶은 게 아니다. 그보다 훨씬 지능적이다. 아주 은근히, 충분히 담배를 안 피워도 견딜만하다는 느낌을 갖게 만들면서도 끊임없이 피우고 싶게 유혹한다. 이런 방식이 더 무섭다. 나 자신이 크게 경계를 안 하기 때문이다. 이 유혹은 꼭 재래식 본드 같다. 순간접착제처럼 한 번에 착 달라붙어버리는 게 아니라 끈적끈적하게 달라붙는, 떼어내면 오뉴월 엿가락처럼 길게 늘어지면서도 결코 떨어지지는 않는 그런 느낌. 차라리 막무가내 식으로 피우고 싶다면 나도 오히려 강하게,

'제길, 무슨 일이 있어도 담배는 안 피운다.'

이런 식으로 무엇 하나 들어올 수 없도록 간단명료하게 마음먹고 무조건 안 피운다는 생각만 하면 된다. 그런데 지금 이 은근한 느낌은,

'안 피워도 되고 뭐…'

이런 식이다.

만약 이런 상태에서 스트레스 받으면 분명히 다시 피울 것 같다.

40일째 _ 수요일

오늘에서야 겨우 괜찮아졌다. 어제까지 배고픈 강아지 왕뼈 쫓듯 따라다니던 담배 생각이 오늘 아침엔 많이 줄어들었다. 아니, 줄어든 정도가 아니라 거의 없어졌다. 아주 개운할 정도다.

요즘 담배 피우고 싶은 생각은 꼭 태풍 같다. 어느 날은 강하게 왔다가, 어느 날 갑자기 씻은 듯이 사라지고. 잊을만 하면 은근히 불어오는 바람 같은 방식이다.

점심때가 되어서 '아, 담배가 있었지?' 하는 생각이 들 정도로 개운했다. 언제 담배 생각났었느냐는 듯이 편안하다.

제발 이제부터 이런 상태만 계속 되었으면.

41일째 _ 목요일

　큰일 났다. 오늘 사진 동호회 모임이 있다. 1년에 한 번 있는 모임이라 빠질 수도 없다.

　문제는 술이다. 처음엔 작품이 어떻고 하며 그럴 듯하게 나가다가 결국엔 술판이 된다. 분명히 밤늦게, 아니다. 오랜만에 보는 거라 새벽까지 술판이 벌어질 거다.

　담배 끊던 사람들이 가장 많이 실패하는 계기가 바로 이런 술자리다. 나도 예전에 술 때문에 담배 끊기에 실패한 적이 여러 번이다. 담배 끊을 때는 술자리에 가면 안 된다는 걸 안다. 어떻게 참아온 40여 일인데 또 실패 하면….

　몸이 아프다고 할까? 딸아이가 병원에 가야 한다고 할까? 아니면 사장님 아버지가 점심밥 먹다가 돌 씹어 화나서 죽었다고 할까?

　안 된다. 1년에 한 번 있는 총모임인데, 회사 일 특성상 필요한 사람들인데, 인맥 관리하려면 참석해야 하는데…. 어찌하나. 이걸 어찌하나.

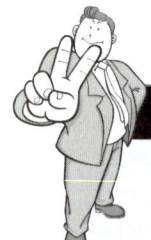

글쓴이 조언

담배 끊을 때, 일정기간은 커피 마시지 마시오. 커피 마시면 이상하게 담배가 더 피우고 싶어진다오. 술도 한동안 먹지 마시오. 술 먹을 때 안 피웠다 해도 다음날 숙취가 있을 때 담배 엄청 피우고 싶어진다오. 정신 몽롱한 그때는 의지력이 어지간히 강한 사람 아니면 거의 전부가 다시 피우게 된다오.

42일째 _ 금요일

어제 밤늦게까지, 아니 오늘 새벽까지 술 폈다. 6차까지 간 모양이다.

끝까지 남은 사람끼리 새벽 4시쯤 몰려 간 5차 노래방까지는 알겠는데, 일어나 보니 여관방이다. 남자 넷이 뒤엉켜 자고 있었다. 여자들은 옆방에서 자고.

눈 뜨자마자 내가 담배 피웠는지부터 기억해 봤다. 필름 끊기기 전까지는 분명히 안 피웠다.

우선 집에 전화부터 했다. 귀를 찢는 마누라의 따발총 소리,

"이 짐승아, 어디 들어오기만 해봐."

처음엔 소주 마셨다. 여기저기서 담배를 빼물었다. 술기운이 돌자 나도 피우고 싶어졌다. 참았다. 참을만했다.

2차 또 소주 집. 탁자 위에 놓인 담뱃갑으로 자꾸 손이 갔다.

3차 맥주 집. 취한 사람들 이야기가 진지해지자 담배 생각 더 간절해졌다. 앞, 옆, 남자, 여자, 연장자, 젊은이, 끊었던 사람, 피우는 사람 너 나할 것 없이 모두 담배를 피워댔다. 완전 너구리굴이었다.

귀 뒤쪽에서 또 그 은근하고 낮은 남자 목소리가 들렸다.

"이 자리에서만 피워. 다 피우는데 어때. 사람이 어떻게 원리원칙대로만 사냐? 이 자리에서만 피우고 다시 끊는 거야. 그게 뭐 어때, 다들 그렇게 하는데."

천년만년 살 것도 아닌데 담배 끊어 뭐하나 하는 생각이 들기 시작했다. 짧은 인생 좋아하는 거 실컷 하다 가면 그게 행복 아닌가 하는 생각도 들었다. 이미 담배 끊겠다는 의지는 사라졌다. 금연 결심도 술이 취

하자 아무 소용없었다. 그런데… 담배는 안 피웠다. 담배 끊겠다는 생각도, 참겠다는 생각도 없었다. 그냥 안 피웠다. 그건 의지력도 아니고 피우고 싶다는 생각과 싸우겠다는 것도 아니었다. 그냥 안 피우겠다는 거다. 하고 싶어도 그냥 하지 않겠다는 거였다.

4차 또 맥주 집. 이젠 담배 생각도 안 났다. 취해서 담배 생각이 나는지 안 나는지도 모르겠다. 옛날 같으면 불붙은 담배 왼손에 들고 새 담배 꺼내 또 불을 붙이려 할 때이다.

이번 술자리에서 새로 안 것이 있다. 술 먹을 때 담배를 안 피우니까 술 취하는 속도가 굉장히 느려진다는 거다. 그 정도 마셨으면 거의 정신을 놓았을 텐데 몸만 흐느적거릴 뿐 정신은 또렷했다.

또 한 가지, 4차를 넘겼을 때까지 버틴 사람은 거의 모두 담배를 안 피우는 사람들이었다. 담배 안 피우는 사람들이 술에 더 강했다. 내가 끝까지 담배를 안 피울 수 있었던 건 4차 이후에 남았던 사람들 거의 모두가 담배 안 피우는 사람들이었기 때문이다.

아침에 눈 떠보니 7시 50분이었다. 이런 제길, 내가 우리 부서 직원들에게 꼭 하는 말이 있다.

"술 먹은 다음날은 절대 늦지 마. 늦으려면 다른 핑계대고 아예 하루 쉬어."

택시로 회사 앞까지 달렸고, 곧장 사우나로 직행했다가 정시에 출근했다.

하지만 오전밖에 못 버텼다. 외근 핑계대고 집으로 줄행랑 쳤고, 집에 와서 외박했다고 마누라한테 죽도록 맞았다. 맞고 나니 잠은 잘 왔다.

"나, 5시 30분에 깨워줘. 일 안 끝나 현장에서 퇴근한다고 사무실에 전화해야 돼."

아, 불쌍한 내 인생.

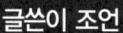

글쓴이 조언

담배는 다른 사람의 권유로는 절대 못 끊는다오. 오로지 자신의 힘만으로 끊어야 한다오. 자신이 몸으로 느끼고 자신의 의지로 끊어야 한다오. 누가 뭐라 하든, 어떤 이유에서건 '나는 무조건 담배 안 피운다'는 막가파식 의지만이 담배를 끊게 해준다오. 그래서 담배 끊기가 어려운 거고 담배 끊은 사람들을 '무덤에 풀도 안 날 독종'이라고 하는 거라오. 한번 끊어보시오. '독종'이라는 말이 무슨 뜻인지 알게 될 테니.

43일째 – 토요일

44일째 – 일요일

45일째 – 월요일

46일째 – 화요일

47일째 – 수요일

　4일 동안 담배 생각 거의 안 났다. 술 먹고 난 다음날이면 담배 생각이 나야 하는데 왜 안 났을까?

　얼마 전에 사진 찍으러 대전에 갈 때 차 안에서의 간접흡연 때문에 다음날 죽도록 담배 피우고 싶어졌던 기억이 아직도 생생하다. 그런데 며칠전 사진 동호회 술자리에서는 그때 그 정도가 아니라 아예 굴뚝을 물고 있다시피 했는데도 담배 생각이 안 났다. 거 참 희한하다. 이제 완전히 끊었나?

　어쨌든 지난 4일 동안은 아주 편안했다. 담배에서 벗어난다는 게 이렇게 좋은 건지 예전엔 미처 몰랐다. 역사적으로 수많은 사람들이 '자유'를 찾아 목숨을 버린 이유까지 알 수 있을 정도다. 그런데 정말 완전히 끊은 건가? 이렇게 쉽게 끊어질 담배가 아닌데.

 **Health** 언론사 담배 정보

40대의 담배 피우는 사람들 10명 중 4명은 폐기종 초기 증상이 있지만 자신은 아무 증상도 느끼지 못한다. 폐기종이란 폐포가 없어지면서 숨 내쉬기가 어려워지는 병이다.
폐기종이 무서운 이유는 아주 천천히 진행되어 폐가 완전히 못 쓰게 될 때까지 본인이 전혀 모른다는 데 있다. 담배 피우는 사람 중에 어느 날 갑자기 이유 없이 숨이 차면 이미 때가 늦는 경우가 많다. 보통 담배 피우는 사람 10명 중 1~2명은 자기가 모를 뿐이지 이미 폐기종에 걸려 있다.

48일째 – 목요일

새벽까지 밤새워 일했으니 오늘은 회사 안 나간다. 오랜만에 갖는 평일 휴식이다.

오전에 자고 점심 때, 자영업 하는 친구 두 녀석과 강화도로 낚시를 갔다. 그런데 친구 중 한 녀석이 담배를 끊으려 한창 죽을 둥 살 둥 하는 중이다.

"나, 이제 하루에 반 갑씩 밖에 안 핀다. 다음 주부터는 밥 먹고 한 대씩만 피울 거다."

나 이런 무식한 녀석을 봤나.

"야 너 그렇게 줄여서는 담배 절대 못 끊어. 한 번에 딱 끊어야 돼."

하지만 친구는 내 말 안 믿는다.

"거짓말 마. 인터넷에 보니까 조금씩 줄여서 끊은 사람도 많던데 뭘."

처절한 경험자의 말을 안 듣다니. 그래 니 맘대로 하세요.

나도 그랬다. 나도 담배 끊는 초기에는 줄여서 끊어보려고 무던히도 해봤다. 하지만 줄여서는 절대로 못 끊는다 절대 절대. 내가 장담한다.

낚시 하는 내내 담배 생각은 거의 안 났다. 그런데 이놈의 붕어들이 영 안 도와준다. 도대체 입질 한번을 안 한다.

"에라이, 가자. 짐 싸."

친구네 집으로 몰려갔다. 술은 안 먹으려 했는데, 그렇지 않아도 음식 솜씨 좋은 제수씨가 기가 막힌 보쌈 안주를 내놓았다. 이 안주에 술 안 먹으면 3대가 후회한다. 내친 김에 거방지게 먹었다.

그런데 술 먹으면 담배 생각날 줄 알았는데 안 났다. 술 먹는 동안, 그리고 집에 오는 동안 거의 담배 생각은 안 했다.

　아, 이제 정말 끊었나 보다.

글쓴이 조언

많은 사람들이 담배 피우는 양을 줄이면서 끊으려 한다오. 나도 해봤소. 하루 두 갑을 한 갑으로, 반 갑을 다섯 개비로. 그렇게 줄이면 담배를 끊을 수 있을 것 같소? 절대로 못 끊는다오. 그런데 그렇게 줄이면 담배 끊는 고통은 똑같이 겪게 된다오. 고통은 고통대로 느끼면서 담배는 담배대로 피우게 된단 말이오. 담배에는 오직 두 가지 방법 밖에 없다오. 완전히 끊든가 맘껏 피우든가.

49일째 – 금요일

50일째 – 토요일

51일째 – 일요일

52일째 – 월요일

49일째는 술 먹은 뒤였는데도 아침에 일어났을 때 담배 생각이 전혀 나지 않았다. 그뿐만 아니라 지난 4일 내내 담배 생각을 별로 안 했다. 평소와 똑같이 안 되는 일도 있었고, 가벼운 스트레스도 있었고, 야근도 했지만 담배 때문에 힘들지는 않았다.

이제는 거의 끊은 것 같다.

53일째 _ 화요일

뭐? 담배를 거의 끊은 것 같다고? 택도 없는 소리다. 그건 또 나의 착각이었다. 담배는 내가 그런 착각에 빠져 방심하도록 만드는 교활한 전술가라는 걸 다시 한번 알았다. 담배는 지독함을 너머 교활하고 끈질기고 절대 포기를 모르는 찰거머리다.

점심시간 때 약속한 사람을 기다리며 버스 정류장 의자에 앉아 있었다. 옆에서 도로 공사 중이었는데, 식사를 마친 인부들이 옹기종기 앉아 쉬고 있었다. 그런데 하나같이 담배를 뻑뻑 피워댔다. 난 당연히 그들이 뿜어내는 담배 연기가 역겨울 줄 알았다. 그리고 그 정도 담배 냄새에 마음이 흔들리지 않을 줄 알았다.

아니었다. 그게 아니었다. 담배 냄새가, 그들이 뿜어내는 담배 연기 냄새가 아주 황홀했다. 나도 모르게 그 사람들에게 다가갈 정도로.

난 아직도 담배의 손아귀에서 벗어나지 못했다. 다만 끊었다고 자꾸 나에게 최면을 걸고, 또 의지력으로 담배에 대한 욕구를 감추고 있었을 뿐이다. 나의 몸은 마음의 눈치를 보며 다시 피울 기회만 노리고 있다는 걸 알았다.

어쩌면 요즘 들어 담배에 대해 자유스러워졌다는 생각을 하는 것도 내가 나에게 하는 위로이며 다짐이었을 것이다.

54일째 – 수요일

55일째 – 목요일

56일째 – 금요일

57일째 – 토요일

58일째 – 일요일

 또 며칠 동안 뜸했다. 이게 가만 보니까 주기가 있는 것 같다. 하지만 아무렴 어떠냐. 날이 갈수록 금연일기 쓸 일이 줄어든다는 것만 해도 어딘데.
 아무튼 5일 동안 금연일기 쓸 생각을 안 할 정도로 담배와는 멀어져 살았다. 그렇다고 완전히 남이 된 건 아니다.
 버스정류장에서, 사무실 복도에서, 미팅 자리에서, 식당에서. 사람이 모이는 곳마다 담배를 물고 연기를 맛있게 빨아들이는 사람들이 있었다. 그 냄새, 그 구수한 담배 냄새. 하지만 피우고 싶다는 생각은 안 들었다. 담배 냄새는 맛있게 느껴지는데 피우고 싶다는 생각까지는 안 든다. 이제 내 몸이 원하는 것은 담배 자체가 아니라 그때 분위기에 따라 달라지는 것 같다.

　오늘은 일요일이어서 일 스트레스 안 받고 집에 있어서 그런지, 담배의 '담' 자도 생각이 안 났다.

◯ **59일째** – 월요일

◯ **60일째** – 화요일

어제까지 참 좋았는데, 아침부터 부장한테 된통 깨졌다. 솔직히 난 잘못한 거 없다. 못난 아랫사람들 둔 죄밖에. 내 이것들을 그냥…. 아니다. 나까지 쏟아내면 우리 부서 분위기 엿된다. 그래 참자. 내 선에서 끝내자.

그래도 하루 종일 속이 부글부글 끓는다. 어디 누구 한 놈 걸리기만 해봐라.

우리 직원들 눈치 하난 백단이다. 아예 내 옆에 가까이 오지를 않는다.

술 생각이 간절하지만 술은 안 된다. 지금 이 기분에 술 마시면 담배 피운다. 하여튼 담배 끊는 데는 술이 제일 큰 웬수다. 그래도 한 잔 할까? 안 돼! 할까? 안 돼! 열심히 갈등하는데, 작은 회사 차려 열심히 꾸려나가는 후배한테 전화가 왔다.

"선배, 술 한 잔 합시다."

마음속에서 전쟁이 벌어졌다. 마시자, 안 돼. 마시자, 안 돼.

"선배한테 하소연하고 싶어서 그래요."

이어진 후배 녀석의 말에 벌써 삼겹살이 노릇노릇 구워지고 있었다.

"직원들 땜에 못 살겠수. 일은 죽어라 안하면서 해달라는 건 뭐가 그리 많은지…. 우리 직장 생활할 때는 안 그랬는데…."

그런데 술이 들어갈수록 내 눈에는 후배 입에서 나오는 말보다 녀석이 피우는 담배 연기만 보였다. 참 줄기차게도 빨아댄다. 담배 냄새도 좋다. 손만 뻗으면 닿는 곳에 꽉 찬 담뱃갑과 라이터가 있다. 피울까? 기분도 그런데 피워버려? 이렇게 힘들게 담배 안 피우는 게 무슨 의미가 있나? 언젠가 죽을 인생, 나 하고 싶은 대로 하다가 가면 그게 행복 아닌가? 그래 한 잔만 더 마시고 피우자. 뭐 어때? 다들 피우는데.

한 잔, 마셨다.

'한 잔만 더 마시고 피워야지.'

한 잔, 더 마셨다.

'한 잔만 더 마신 다음에.'

한 잔 또 마셨다. 벌써 빈 소주병이 여섯 개다. 그런데 술을 마셨는데도 정신은 말똥말똥하다. 담배 끊고 술이 상당히 세졌다는 걸 몸으로 느낀다. 그러자 담배 피우면 안 되겠다는 생각이 들었다.

"아줌마아아. 여기이이 소주우우 한 벼어엉 더요오오오."

세 시간 동안 혼자서 담배 한 갑을 다 피운 후배 녀석 말이 술에 젖어 늘어진다. 난 아직 멀쩡한데.

글쓴이 조언

금연 중에 못 참을 정도로 피우고 싶으면 '한 시간만 있다가 피우겠다'고 생각하시오. 그리고 한 시간 지나면 다시 '한 시간 더 있다가 피운다'고 하고, 다시 한 시간이 지나면 '이번에는 정말 한 시간만 있다가 피울 거다'라고 하시오. 다시 한 시간이 지나면 '에이, 한 시간만 더 있다가 피우지'라고 하시오. 고속도로 달릴 때 '다음 휴게소에서 쉰다'라며 눈앞에 보이는 휴게소 지나치는 방식으로 하시오. 그런 식으로 한 시간씩만 늦추며 자신을 달래고 속이시오.

61일째 – 수요일

어제 먹은 술의 숙취가 남아 있다. 하지만 옛날처럼 지저분하게 끈적거리는 숙취는 아니다.

아침에 화장실 갈 때 담배 생각이 났다. 하지만 충분히 참을 수 있을 정도다.

경험상 담배 끊을 때는 술자리가 가장 위험하고, 그 다음이 술 많이 먹고 난 다음날 아침 아직 약간의 술기운이 남아있을 때다. 그때 담배 피우게 될 확률이 굉장히 높다. 왜냐하면 남은 술기운 때문에 기분이 헤롱헤롱 하고, 의지력은 약해져 있기 때문이다. 그런 때 손닿는 곳에 담배가 있거나 누가 담배를 권하면 피우게 된다.

나도 출근해서부터 담배 생각이 강해졌다. 몸이 원하고 정신도 원했다. 분명히 온몸이 담배를 원했다. 요즘에 없던 일이다.

위기다. 오전 내내 담배에 대한 생각이 사그라지지 않았다. 벌써 두 달이 다 되었는데도 이 모양이라니. 하지만 분명히 알 수 있는 건 참을 수 있다는 거다. 담배 끊기 포기하고 일부러 피우려 하지만 않는다면 참을 수 있을 정도의 욕구다.

정신없이 물만 먹어댔다. 그런데 점심때가 가까워지자 언제 그랬냐는 듯 담배 생각이 싹 사라졌다. 이유를 곰곰이 생각해봤더니 원인은 숙취였다. 숙취가 사라지니까 담배 생각도 없어졌던 거다.

정말 술이란 고약한 거다. 어쩌면 그리도 담배와 천생연분인지.

62일째 _ 목요일

63일째 _ 금요일

어제는 별일이었다. 아침에 부장이 선심 쓰듯 온갖 폼 잡으며 말했다.

"이 과장, 내일 국경일이니까 오늘은 오전 근무만 하고 퇴근들 하지?"

오전 근무든 오후 근무든 우리 부서야 자기 일 못 끝내면 밤 새워야 하는 거 아닌가? 일 못 끝내면 공휴일도 출근해야 하는 거 뻔히 아시면서.

"난 간다이."

그래도 난 어제 점심 때 후다닥 퇴근했다. 어제 같은 날은 과장이란 놈이 먼저 퇴근해 주는 게 직원들 도와주는 거다. 나 평사원 때 생각하면 금방 안다. 아무리 좋은 윗사람이라도 없는 게 낫다. 그거 나도 잘 안다.

"나도 재충전 시간이 필요하잖냐. 응, 응."

퇴근한 뒤, 입 댓발이나 나온 마누라한테 사정사정해 겨우 허락받고 혼자 강화도로 밤낚시를 갔다. 그런데 은근히 걱정이었다. 혹시 담배 피우고 싶어질까 봐서. 하지만 끊은 지 벌써 2개월짼데 뭐.

햇살 따뜻, 바람 시원, 물 맑고 공기 좋고. 이래서 낚시를 좋아한다. 난 등산 하는 사람들 이해를 못하겠다. 땀 뻘뻘, 숨 헐떡헐떡 산에 올랐다가 다시 내려오는 짓을 뭐 하러 하는지. 생기는 것도 없잖은가. 붕어 매운탕에 소주 한잔 할 수 있는 낚시가 얼마나 좋아. 숨 헐떡거릴 필요도 없고. 그런데 밤이 되었을 때 나는 알고야 말았다. 담배 끊었다고 말하기엔 아직 멀었다는 걸.

조용한 낚시터, 머리 위로 쏟아질 듯한 별들. 깜박이는 캐미라이트 불빛. 조용히 들리는 밤새소리. 그야말로 담배 생각 절로 나는 밤이었다. 분명한 건 몸이 원하는 것은 니코틴이 아니라, 이런 분위기에서 폼 잡을 담배 '연기'라는 점이었다.

이건 담배 광고의 힘이다. 분위기 잡으려면 담배가 있어야 한다는 생각. 담배 생각은 꼭 몸만 참는다고 되는 게 아니라는 걸 안 날이다. 분위기도 담배를 엄청 당길 수 있다는 거다. 만약 담배가 있었다면 피웠을 거다. 분명히 몸이 원하는 게 아닌데도 담배 생각은 그렇게 강렬했다. 분위기가 담배를 그만큼 원하게 만들 수도 있다는 거, 새로운 경험이었다.

밤새도록 낚시하고 오전에 집에 와서 자다가 오후엔 딸아이와 놀아주고, 저녁 때 켠 TV에서 마침 흡연에 관한 프로를 했다.

담배 때문에 생긴 병으로 울고, 후회하고, 살려고 발버둥 치다가 결국은 죽어가는 사람들. 아, 끔찍해라. 그거 보고 났더니 나, 담배 끊은 것 엄청 자랑스러웠다.

글쓴이 조언

담배 끊을 동기를 만들려면 담배 때문에 생기는 끔찍한 병에 대한 영상물을 보시오. 끊었다가 다시 피우고 싶을 때도 그런 영상을 보시오. 글로 읽거나 말로 듣지 말고 인터넷이나 기타 다른 방법을 통해 영상을 보도록 하시오. 될 수만 있으면 리얼하고 끔찍한 것으로 보시오. 담배 피우고 싶은 생각이 줄어든다오. 하지만 너무 자주 보지는 마시오. 면역이 되면 별 느낌이 없어진다오.

64일째 _ 토요일

65일째 _ 일요일

66일째 _ 월요일

67일째 _ 화요일

며칠 편안했다.

오늘 박물관 홍보 건 때문에 용인으로 출장을 갔다. 잘만 하면 새로운 분야 거래처 틀 수 있기 때문에 며칠 전부터 준비를 많이 했다.

홍보담당자와 책임자까지 만나 결과가 좋았다. 오늘 한 건했다. 연봉에 영향을 줄만한 건수다. 기분 좋다.

돌아오는 길에 비가 온다. 고속도로는 한적하고 비는 내리고, 절로 콧노래가 나온다. 역시나 담배 생각도 모락모락 생겨난다. 스트레스 받을 때 담배 피우고 싶다는 건 이미 안다. 그런데 기분 좋을 때도 담배가 피우고 싶어진다는 건 또 처음 알았다. 차이가 있다면 스트레스 때문에 피우고 싶은 담배 생각은 끈적끈적 달라붙는 느낌이 난다. 마치 시커먼 원유 한 통을 몸에 부은 것처럼. 그런데 기분 좋아서 나는 담배 생각은 상쾌한 느낌이다. 박하 냄새 맡듯 담배 냄새 한번 맡아보고 싶은 욕구다.

하지만 둘 다 모양만 다를 뿐이다. 오히려 기분 좋은 상태의 담배 생각이 더 위험할 수 있다. 심각하다는 생각도 안 들뿐더러, 경계심도 훨씬 줄어들기 때문이다. 그냥 장난삼아 한 개비 피우고 싶은, 지금까지 참았던 금연이 아주 가볍게 느껴진다. 마치 장난처럼.

이래저래 담배는 틈만 생기면 비집고 들어오려고 한다. 지독한 것 같으니라고.

Health   언론사 담배 정보

미국 암협회 금연 수칙 4가지

1. 물을 자주 마신다.
2. 담배 대용품을 찾는다. (예, 막대사탕 등)
3. 규칙적인 운동을 한다.
4. 담배 피우고 싶은 생각이 나면 심호흡을 한다.

하지만 이 수칙들을 지키기 전에 가장 중요한 것은 자기의 의지이다.

68일째 _ 수요일

이제 담배는 거의 끊어진 것 같다.

며칠 동안 기다리던 거래처 답변이 왔는데, 결과가 안 좋다. 스트레스 머리꼭대기까지 올라온다. 이번 일 담당했던 직원 녀석은 내 눈길만 슬슬 피한다. 완전히 풀이 죽어 꼭 서리 맞은 무 잎사귀 같다. 그런 녀석에게 잔소리하기도 싫고. 또 며칠 밤새우며 열심히 했다는 걸 아는 데야.

속으로만 삭인다.

한참 후에 무언가 이상한 걸 발견했다. 꼭 무언가 빠진 것 같은, 맞다. 이 정도 스트레스를 받았는 데도 담배 생각이 나지 않았다. 그걸 한참 후에야 알았다.

이 기분 표현을 어떻게 해야 하나? 일이 깨져 기분은 우울한데, 담배 생각 안 난 거로 치면 시시덕거려도 모자랄 판이다. 표정 관리 어떻게 해야 하나. 회사 일 망쳤는데 과장이란 놈이 낄낄대다 윗사람 눈에 띄기라도 하면, 그렇다고 나오는 웃음 막을 수도 없고.

어쨌든 그럼 이로서 담배는 완전히 끊어진 건가? 화장실에서 실컷 웃었다, 푸하하하.

69일째 _ 목요일

뭐? 완전히 끊어? 메기나 엿이다.

담배를 너무 우습게 보았다. 내가 오만을 부릴 때마다 담배는 귀신처럼 파고든다. 오늘 담배가 찰거머리 귀신이라는 걸 알았다.

피해 다니고 자제하는 데도 피할 수 없는 술자리가 생긴다. 오늘도 그랬다. 술이 얼큰하게 돌았다. 일행 중 여자도 몇 있었다. 그런데 앞과 옆에 앉은 여자들이 담배를 아주아주 맛있게 피워댔다. 왜 그럴까? 같은 담배인데도 여자들이 피우는 걸 보면 더 맛있어 보인다. 이 여자들 모두 나하고는 예전부터 거의 친구 사이다. 그래서 옛날에 담배 끊은 사람들한테 내가 자꾸 피우라고 꼬드겨 다시 피우게 만든 일들도 다 안다. 당연히 그 여자들한테 담배 좀 피우지 말아달라고 했다가는,

"너나 잘 하셔."

이런 말 듣는다.

술을 마실수록 담배 냄새는 고소해져 갔다, 환장하리 만치. 그러니까 또 들렸다. 낮고 은근한 남자 목소리가.

"에이, 그냥 피워. 이번 한번만. 여기서만 하고 내일부터 안 피우면 되잖아."

안 돼.

"여자들도 피우잖아. 담배가 훨씬 더 안 좋다는 여자들이 피워도 저렇게 멀쩡하잖아."

안 돼.

"분위기 망치지 말고 한번 피워 봐. 그 동안 참았으니까 담배 맛이 변

했을 지도 모르잖아. 아마 담배가 써서 피우지도 못할 거야. 그러니까 한번 피워 봐, 맛이 어떤지만 봐봐."

안 돼, 안 돼, 안 돼.

오늘 내가 담배를 참을 수 있었던 건 정신력이나 의지가 아니었다. 난 분명히 무너졌었다. 날 견디게 해 준 건 시간이었다.

'조금 있다가 영 못 참겠으면 한 대 피우지 뭐.'

분명히 그런 생각이었다. 그런 생각으로 시간을 질질 끌다 보니 어느 정도 취했고, 거의 의식 없는 상황이 되니까 담배 생각도 잊었다. 의식이 가물거리면 마치 최면 걸린 사람이 평소에 안 한다고 생각했던 건 절대 안 하듯이 나도 담배를 안 피우게 된 것 같다.

담배, 그건 귀신이다. 틈만 있으면 슬그머니 다가와 등 뒤에 서 있는 진짜 찰거머리 귀신이다.

 **Health** 　언론사 담배 정보

담배가 여자들에게 더 나쁜 이유
1. 담배 안 피우는 여자에 비해 복부비만이 심해진다.
2. 의지력 면에서 담배 끊기는 여자들이 남자보다 2배는 더 힘들다.
3. 흡연자 사망률이 비흡연자에 비해 남성은 1.6배, 여성은 1.9배나 높다.
4. 임신한 여자가 담배를 피우면 태아 중 30%는 순환계가 영구히 손상되어 어른이 되어 동맥경화에 걸릴 위험이 생긴다.
5. 두경부암 환자 중 흡연이 원인인 경우는 남성 45%, 여성 75%다.
6. 담배 안 피우는 여자에 비해 여드름 생길 확률이 4배 높다.

70일째 — 금요일

어제 일을 생각하면 등골이 오싹하다. 두어 달의 노력이 물거품 될 뻔했다. 경험상으로 어제 한 모금이라도 피웠으면 금연에 또 실패했을 거다. 잘 참다가 한 개비만 피우면 자포자기가 되기 때문이다.

담배를 끊은 뒤 분명히 알 수 있는 건 몸이 좋아졌다는 거다. 어젯밤 늦게까지 술 먹었는데도 오늘 아침 일어나는데 별 어려움이 없었다.

오전에 담배 생각이 조금 났다. 아마도 숙취와, 특히 어제 술좌석에서 간접흡연을 많이 해서 그럴 거다. 간접흡연의 지독함을 몇 번 경험했으면서도 피하기가 어렵다. 담배 피우는 사람들이 좀 도와주면 좋겠는데, 우리 사회에서 그런 걸 바라기는 무리다. 나만 해도 예전에 담배 끊은 친구에게 억지로 담배를 권하기까지 했으니까.

난 지금 참고 있을 뿐이지 내 몸은 아직도 분명히 담배를 찾고 있다. 한 순간만 방심하면 두 달 넘게 죽을 둥 살 둥 참아 온 노력이 왕창 도로아미타불이 될 수도 있다. 다시 시작하라면 못할 지도 모른다. 처음부터 다시 시작해서 지금까지의 과정을 또 거쳐야 한다면, 그건 정말 끔찍하다.

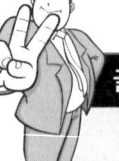

글쓴이 조언

담배 끊으려면 금연일기를 쓰시오. 몸의 상태와 변해가는 모습을 알 수 있을 뿐만 아니라, 자신이 얼마나 힘들게 버티었는지 잊지 않게 해준다오. 담배가 못 견디게 피우고 싶어질 때 자신이 어떤 고통을 겪으며 지금까지 참았는지 써놓은 금연일기를 다시 읽어보시오. 담배 피우고 싶은 생각을 어느 정도 떨칠 수 있다오.

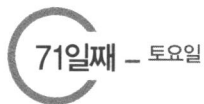 **71일째** _ 토요일

아침부터 비가 왔다. 버스를 기다리는데 앞에 선 사람이 담배를 쭉쭉 빨고 있었다. 달아나는 연기 한 올까지도 아깝다는 듯 쭈우욱쭈우욱 들이마시는 게 얼마나 맛있게 피우는지 한참을 보고 있을 정도였다. 희한하게 비오는 날 담배 냄새는 훨씬 구수하게 느껴진다. 그리고 냄새도 훨씬 진하다.

비를 막아주는 버스 정류장 안에서 그 남자는 급하게 뻑뻑 피워댔다. 여자들 몇이 인상을 구기며 쳐다보았다. 버스정류장에서는 담배 못 피우게 했으면 좋겠다는 생각이 처음으로 들었다. 그 한 사람 때문에 많은 사람들 얼굴이 구겨졌다.

난 버스 정류장에서 나와 뒤 건물 현관으로 물러섰다. 간접흡연이 어떤지를 몇 번의 경험으로 알기 때문이었다. 될 수 있으면 담배 연기를 안 맡아야 한다. 뒤에서 그 남자를 지켜보면서 그런 생각이 들었다.

'저렇게 피워대고 버스 타면 옆 사람 죽어나겠군.'

몸에서 풍길 그 지독한 담배 냄새. 만약 그 남자가 내가 타는 버스를 탄다면 난 기다렸다가 다음 차 탔을 것이다.

 **Health** 언론사 담배 정보

담배 피우는 사람 10명 중 9명, 즉 90%는 70세가 되기 전에 담배 때문에 어떤 병이든 걸리고, 그 병으로 고통 받다가 죽는다.

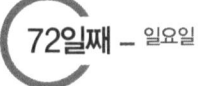

72일째 _ 일요일

위험한 날이었다. 오랜만에 대학친구들 모임이 있었다.

역시 친구는 오래될수록 좋다. 모두들 격식 안 차려도 즐거운 분위기였다. 오랜만에 '야, 임마', '이 새끼', '저 새끼' 하는 말들을 들어본다.

하지만 난, 난, 술을 안 먹으려고 노력했다. 이 좋은 자리에서 술 취하면 어떻게 될지 두려웠기 때문이다. 담배, 그 놈의 담배 때문에 오랜만의 좋은 자리도 마음대로 즐기지 못한다. 정말 더러운 담배다.

나는 안다. 아직 내 몸은 담배를 끊은 것이 아니라 참고 있다는 걸. 하지만 오랜만에 만난 친구들과의 자리에서 내가 술을 안 먹는다는 건 쉬운 일이 아니다.

한 잔, 두 잔, 세 잔. 결국 역시 담배 생각이 날 정도로 마셨다. 그런데 다행이었다. 하늘의 도움을 받았다. 내가 담배 안 피우는 녀석들 사이에 앉은 거다. 일부러 그랬는지 어쩌다 그렇게 되었는지는 중요하지 않다. 양쪽에서 담배를 안 피우니까 분위기상 나도 피울 수 없는 처지가 되었다. 또 그런 상황을 내 두뇌는 정확하게 받아들여 담배 피우려는 생각을 아예 하지 않았다. 술자리에서 담배 안 피우기가 훨씬 쉬웠다.

오랜만에 만났는데 1차로 끝내면 내 친구들이 아니다.

술 부족한 녀석들끼리 2차를 갔다. 그런데 이런 엠병, 내 옆에 앉았던 담배 안 피우는 녀석들이 모두 가버렸다. 그래도 술 파티는 다시 벌어졌다. 비는 오기 시작히고, 승진에 축하와 퇴출에 위로가 있었다.

그런데…. 화장실을 다녀오는데 한 녀석이 술집 앞에 쪼그리고 앉아 담배를 피우고 있었다.

"뭐 하나?"

"비오니까 쓸쓸해서."

"아주 지롤을 하세요. 히히."

그냥 들어갔어야 했는데 시시덕거리며 옆에 쪼그리고 앉았다. 빗물 떨어질 때마다 담배 냄새의 고소함도 진해지고.

"담배 줄까?"

내가 멀뚱멀뚱 앉아있으니까 담배 생각하는 줄 알았나 보다.

'응! 한 대 줘' 하는 말이 목구멍까지 올라왔다.

"나, 담배 끊은 지 벌써 두 달 넘었다."

"그래? 그럼 피지 마. 나도 끊으려 별 발광을 다 하는데 못 끊고 있다."

역시 나이를 먹어가니까 다들 담배 끊으려는 생각은 하는 모양이다.

비는 쏟아지고, 오랜만에 만난 친구들과의 분위기는 무르익고. 결국 술이 떡이 되었어도 담배는 안 피웠다.

아, 금연의 길은 이리도 험한 것인가! 이제 담배 생각 그만 날 때도 되었는데.

글쓴이 조언

담배 끊는 중에는 술자리에 안 가는 것이 좋지만 어쩔 수 없이 간다면, 담배 안 피우는 사람 옆에 앉으시오. 만약 안 피우는 사람이 한 사람 뿐이라면 그 사람 옆에 착 달라붙어 앉으시오. 그러면 술 마시는 동안에도 도움이 되고, 술 취해 필름이 끊긴 뒤에도 안 피울 확률이 커진다오.

73일째 – 월요일

74일째 – 화요일

75일째 – 수요일

76일째 – 목요일

며칠 잠잠했다. 담배 끊은 시간이 길어질수록 이처럼 며칠씩 금연일기 쓸 필요 없는 시간이 점점 많아진다. 좋은 현상이다.

오늘은 저녁식사를 한 뒤 마음 단단히 먹고 집 근처 공원으로 나갔다.

"담배 끊을 땐 운동, 그 중에서도 빨리 걷기나 가벼운 달리기를 해."

담배 끊은 경험자들한테 이런 소리 많이 들었다. 그런데 그게 쉽지가 않았다. 이 핑계, 저 핑계, 오늘, 내일 하다가 이제야 운동 시작해 보려고 공원에 나갔는데, 이거 되게 쑥스럽네. 그런데 그게 아니다. 할아버지, 할머니, 아저씨, 아줌마, 남자애, 여자애, 하다못해 개들까지, 와~ 이런 거였어? 모두들 자기 건강 지키려고 이렇게 뛰고 있었던 거야?

정말이다. 저녁 공원에서는 수많은 사람들이 걷고, 뛰고, 돌리고, 구부리고, 들어올리고, 매달려 있었다. 이런 줄도 모르고 그 동안 난 저녁이 되면 잠만 잤다.

어쨌든 맨손체조를 한 뒤 무조건 달렸다. 군대 시절과 비슷하게라도 뛸 수 있을 줄 알았다. 정말이다. 그 동안 운동 안 했어도 웬만큼은 뛸 줄 알았다. 그런데 몸은 60대였다.

200미터 정도를 힘껏 달려보았다. 아이코, 나 죽는 줄 알았다. 숨은 아예 쉴 수도 없고, 심장은 목구멍 밖으로 튀어나오려 했다. 허리와 발목은 부러지는 것 같았고, 눈앞에서는 하루살이들이 날고, 땀은 줄줄 쏟아졌다. 내가 미쳤지. 지금 무슨 짓을 한 거야?

엉금엉금 기다시피 벤치까지 가 10분 정도 엎드려 있자 조금 괜찮아졌다.

'내 몸이 이 정도였나?'

정신이 들자 한심한 생각부터 들었다. 그놈의 담배, 그놈의 담배, 그리고 술이 내 몸을 이렇게 만들었다. 내 몸이 이 정도였다니, 겨우 200여 미터도 못 뛸 정도였다니. 뭐가 이러냐?

운동! 진짜 해야겠다.

글쓴이 조언

담배 끊으려면 규칙적인 운동 한 가지를 하시오. 가벼운 달리기나 빨리 걷기, 자전거 타기 등 유산소 운동이 좋다오. 운동을 하면서 자신의 몸이 변하는 걸 직접 느껴보시오. 담배가 몸에 얼마나 나쁜 영향을 주었는지 금방 알게 될 거요. 그렇게 느끼다보면 담배 끊겠다는 마음이 훨씬 강해진다오. 규칙적인 운동을 하는 사람은 안 하는 사람에 비해 담배 끊는 성공률이 2배나 높다고 하오.

77일째 — 금요일

어제 그거 좀 뛰었다고 몸 안 결리는 곳이 없다. 에구구, 팔다리허리무릎어깨야!

오늘은 지방에 출장 갈 일이 생겼다. 그런데 혼자가 아니다. 그것도 윗사람, 이사님을 태우고 갔다. 문제는, 이 양반이 골초라는 거다.

간 일은 잘 되었다. 한 가지만 빼고.

죽는 줄 알았다. 차에 탈 때부터 내릴 때까지 이 양반 연거푸 담배를 피워대는 거다. 나이도 이제는 '연세'가 되신 분이 그렇게 피우고 어찌 사는지 모르겠다. 운전하다가 연기를 안 맡으려고 슬그머니 창문 열면,

"이 사람아. 내 머리 헝클어져."

아차, 이사님은 한쪽 머리 길러 중간 머리 가린 '쓸어넘긴 머리'였지.

제길, 그렇다고 '저 담배 끊었거든요. 피우시려면 차 세울 테니 밖에 나가서 피우세요'라고 할 수도 없다. 나는 안다. 순진한 나이 때 '회사에서 내 주장 당당하게 하는 게 멋진 사람이다'라는 생각이 얼마나 터무니없던 건지 이 나이 되니까 안다. 내가 그렇게 말하면 이사님은,

"어, 그래. 이거 미안하구만. 내 담배 안 피울게."

이렇게 말할 거다. 하지만 나는 그 순간부터 찍힌다. 속으로는 '거 젊은 사람이 그런 거 하나 이해 못해서 어디다 쓸 거야'라고 할 거다. 그러면 난 영원히 '과장'이 되는 거다. 죽을 때까지 '과장'으로 살아야 한다.

밤 12시에 이사님 집까지 모셔다드리고 와서 샀다. 그리고 아주 지독한 일이 생긴다.

78일째 _ 토요일

정말 맛있다. 곧 죽어도 후회하지 않을 정도다. 이렇게 좋은 걸 내가 뭐 하러 안달복달 끊으려 했는지 이해할 수가 없다. 살면 얼마나 산다고. 그래, 까짓 거 피우는 거야. 아~ 이 맛! 죽인다. 가만, 내가 지금 뭐 하는 거야? 나 지금 담배 피우는 거야? 뭐야 이거? 정말 담배 피우는 거야? 우왕~ 나 어떡해. 지금까지 참아온 거 어떡해. 나 어떡해… 지금까지 참아온 거 아까워서….

눈을 번쩍 떴다. 내가 지금 담배를 피우고 있는지 아닌지 모르겠다. 꿈인 것 같다. 그런데 꿈인지 생시인지 구분이 잘 안 간다. 담배를 피운 것도 같고, 아닌 것도 같고. 잠깐 동안 헷갈렸다.

"아휴, 꿈이었구나. 살았다."

한숨이 푸욱 나왔다.

담배 끊어 본 사람들은 알 거다. 꿈인지 생시인지 분간하지 못할 정도로 생생한 담배 피우는 꿈! 나도 이번에 그런 꿈을 꾸었다. 담배 맛도 생생하게 느껴졌고, 연기도 또렷하게 보였다.

어제 간접흡연은 내가 생각했던 것 이상이었다. 아침에 일어날 때부터 담배 생각이 났다. 그렇다고 예전처럼 화장실도 못 가고 똥마려운 강아지처럼 안절부절못하다가 엉덩이 부여잡고 가게로 달려가 기어이 담배 사와서야 화장실 들어갈 정도는 아니다. 하지만 담배를 피우고 싶다는 생각은 많이 들었다.

점심때에는 담배 끊은 지 2주 정도 되었을 때 입 안에서 요구하던, 혀가 간질거리는 것처럼 담배를 피우고 싶은 증세까지 나타났다.

79일째 – 일요일

80일째 – 월요일

81일째 – 화요일

그제와 어제도 역시 담배 생각이 났지만 그저 그런 정도였다. 그런데 오늘은 다르다.

오늘 지방 몇 군데 돌 일이 있어 운전을 하고 가는데 엄청난 욕구, 마치 담배 끊고 10일 정도 지났을 때의 흡연 욕구와 비슷할 정도였다.

운전을 하다가 문득문득, 만난 사람들과 이야기 중에 문득문득, 밥 먹은 뒤 문득문득.

며칠 조용하다가 오늘처럼 갑작스럽게 담배가 피우고 싶을 때가 있다. 여전히 참을만은 하다. 하지만 이게 더 무섭다. 이 참을만 하다는 감정은 내 자신을 나 스스로 속이고 있는 것이기 때문이다.

'난 충분히 참을 수 있어. 내가 지금 한 개비 피우는 건 참을만 하지만 그냥 한번 피워보는 거야.'

이런 생각을 갖게 만들어 담배에 대한 경계심을 누그러뜨린다.

오늘, 담배 생각 무척 많이 났다. 무사히 넘길 수 있었던 지금까지 참아온 시간이 너무 아까워서였다.

몸은 확실히 좋아졌다. 저녁 때 공원을 뛰어보면 안다. 반 바퀴도 못

뛰고 숨차서 허리 숙이고 있어야 하던 때가 있었나 할 정도다. 며칠만에 이렇게 좋아진 게 희한하다. 물론 아직은 숨도 많이 차지만 그보다는 발목이나 종아리, 허리가 아파서 쉰다.

숨쉬기가 편해졌다는 건 몸으로 직접 느낀다. 예전에는 숨을 쉬면 폐의 3분의 2 정도까지만 공기가 들어가는 느낌이었다. 공기를 아무리 깊게 들이마셔도 공기가 가슴 윗부분에서만 헬딱헬딱 할뿐 폐 깊숙이 들어가지 않는 느낌이었다. 그런데 지금은 숨이 쑥쑥 들어간다는 걸 느낀다. 담배 끊으면서 얻은 또 하나의 선물이다.

글쓴이 조언

담배 끊으면서 자신의 몸에 일어나는 변화를 직접 확인하고 정확하게 인식하시오. 그리고 그걸 메모해 놓으시오. 담배는 언제 다시 피우게 될 지 모른다오. 담배 끊으려는 결심이 약해지려 할 때 메모해 놓은 걸 보시오. 마음을 다잡는데 많은 도움이 된다오.

82일째 – 수요일

이상하다. 오늘도 계속 담배 생각이 난다. 길 가다가 담배 피우는 사람이 있으면 나도 피우고 싶었다. 옆에서 누가 담배를 피우면 그 냄새가 구수하게 느껴진다.

일에 열중할 때는 전혀 생각나지 않다가 식사한 뒤, 직원이 간식을 사와서 먹고 난 뒤, 또 복도에서 담배 피우는 사람을 보면 나도 담배 생각이 난다.

퇴근 시간이 다 되었을 때 친구한테 전화가 왔다. 좀 보자는데 목소리가 갈라진다. 무슨 일 있나?

역시나 만나자마자 담배 빼어 물고 심각해진다.

"나 어떻게 할까? 회사 때려치울까? 근데 그만 두면 할 게 없다. 사업하라고 돈 대줄 부자 부모가 있는 것도 아니고."

골치 아픈 문제다. 나라고 뾰족한 수가 있겠니. 답이 없는 이야기를 들을수록 담배가 당기기 시작한다. 친구한테는 미안하지만 솔직히 이 자리에 안 나오려고 했다. 니 고민은 알겠는데 내가 해결해 줄 수 있는 문제가 아니잖아. 아, 담배 좀 그만 피워 이 녀석아.

"어? 왜 술 안 마셔?"

"응, 몸이 좀 안 좋아서."

분위기가 이상했나 보다. 손바닥도 마주쳐야 소리가 나는데 내가 흥이 안 나니 인생 상담이 될 리 없다.

"그래? 에이, 그러면 일찍 말을 하지. 괜히 아픈 사람 붙잡고 있었네."

미안하다. 담배 때문에 친구한테 거짓말까지 했다. 하지만 조금만 기다려라. 내가 담배 완전히 끊으면 그때 니 고민 다 들어줄게.

집에 왔을 때는 조금 늦은 시간이었다. 그 시간에도 추리닝 갈아입고 나가는 날 바라보는 아내의 존경스러워 하는 눈길. 거 봐, 나도 한다면 한단 말야.

달리기 끝내고 벤치에 잠깐 앉았는데, 딱 한 개비만 피웠으면 하는 생각이 들었다. 정말 질기다, 이놈의 담배.

 **Health** 언론사 담배 정보

한국금연운동협의회에서 권하는 금연 간식

- 물 – 몸속의 니코틴과 타르 성분을 배출한다. 하루에 5병의 물을 마셔야 한다.
- 오이, 당근 – 담배 생각이 날 때 씹는데, 하루에 한 종류로만 먹는다.
- 피스타치오 – 담배 생각이 날 때마다 하나씩 까먹는다. 호박씨나 해바라기씨, 멸치나 다시마도 괜찮다.
- 과일, 비스킷 – 과일은 비타민 보충, 비스킷은 '입 심심함'을 줄여준다. 무설탕용으로 한다.

위의 음식물들을 담배 생각 날 때마다 먹는다.

83일째 – 목요일

84일째 – 금요일

85일째 – 토요일

86일째 – 일요일

며칠 담배 생각도 안 나고 마음도 안정되었다. 어제는 토요일이었지만 저녁 때까지 일했다. 일 끝날 때 쯤,

"과장님, 내일 쉬는데 회식 한번 해요. 아무리 공식적인 회식 없앴다고 해도 요새 우리 부서 너무 소원한 거 아녀요?"

이 녀석들, 회식 없애자고 아우성 칠 땐 언제고. 그런데 맞는 말이다. 요새 내가 우리 부서 너무 안 챙겼다.

1년 전부터 우리 회사는 공식적인 회식을 없앴다. 이전에는 한 달에 두 번도 했는데 회식 날이 되면 직원들 입이 오리주둥이가 되기 일쑤였다. 일은 바쁜데 억지로 술 먹고 놀아야 하니 당연했다. 불만이 쌓이자 아예 없앴다. 어쨌든 말 나온 김에 오늘 회식했다.

이상했다. 술자리에서 담배 생각이 안 났다. 직원들과의 술자리여서 그러나? 아닌데? 우리 부서는 술자리에서 만큼은 위아래 따지지 않는

데…. 아하, 아까 술자리 이야기 나올 때부터 계속 담배 피우지 말자고 자기 최면을 걸어두어서 그런가 보다.

그런데 오랜만에 마련된 술자리여서 그런지 다들 끝없이 마셔대는 거다. 취하니까 당연히 윗사람들 씹기 시작한다. 미치겠네. 이 사람들아, 나는 뭐 편하게 회사 다니는 줄 알아? 나도 평사원일 때가 그립다고.

나중에 필름까지 끊겨 집에 어떻게 들어왔는지 모르겠다.

오늘 아침에 일어나 제일 먼저 한 일이 옷 냄새 맡아보는 거였다. 담배 냄새는 안 났다. 안 피운 것 같다. 모두 잘 들어갔는지 걱정도 되고 해서 직원에게 전화했다.

"다들 잘 들어갔어?"

"그럼요. 과장님도 잘 들어가셨어요? 좀 취하신 것 같던데."

"그래. 좀 마셨네. 근데 말야. 혹시 내가 어제 마지막에 담배 피웠어?"

"아이고 과장님 대단하시데요. 취한 것 같아 제가 일부러 담배 드렸는데도 끝까지 안 피우시던데요."

아, 다행이다. 정말 다행이다. 역시 담배는 마음가짐이다. 내가, 참 대단해 보인다.

하루 종일 딸아이와 뒹굴거리다보니 술 먹은 다음날인데도 담배 생각 안 났다. 이렇게 마음 편하게 집에서 놀면 이제 담배 생각은 나지 않는다, 전혀.

87일째 – 월요일

88일째 – 화요일

89일째 – 수요일

90일째 – 목요일

 Tip 　학자들이 말하는 믿거나 말거나 시간별 금연 효과 _ 90일 후

담배 끊은 90일이 지난 당신 몸은, 혈관과 피 흐름이 좋아지고, 폐활량은 30% 정도 향상되었을 거요.

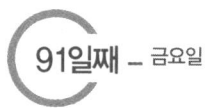 **91일째** _ 금요일

연휴라 어제와 오늘만 일했다.

며칠을 집에서 쉬다보니 담배 끊는 데는 쉬는 것만큼 좋은 게 없다는 생각이 들었다. 집에 있으니까 담배 생각이 전혀 안 났다.

마음이 편하면 담배 생각도 안 나는 것 같다. 아마도 담배 끊으려는 사람들에게는 마음 안 편한 게 가장 큰 장애물인 듯싶다. 하지만 요즘 세상에 먹고 사는 걱정 없이 집에서 놀며 지낼 수 있는 사람이 몇이나 될까? 부자 부모 만나 재산이라도 듬뿍 물려받지 않은 바에야 하루하루 죽어라 일해야 하고, 일하다보면 사람들과 갈등 생기고, 짜증나고, 스트레스 왕창왕창 받다보면, 담배 생각 안 날 수가 없다. 그렇다고 피우자니 내 몸 망가지는 게 느껴지고. 이래저래 힘든 세상이다.

지금까지 끊어오면서 느낀 건, 아마도 담배 끊는 가장 좋은 방법은 조용한 산골 외딴 집으로 내려가 마음 편하게 조용히 지내면 저절로 끊어질 것 같다는 거다.

◯ **92일째** – 토요일

◯ **93일째** – 일요일

어제 토요일 오전 일 끝내자마자 밤낚시를 갔다. 일주일 전부터 친구 두 녀석과 손꼽아 기다리던 행사다. 연휴 내내 해달라는 거 다 해줬더니 아내도 허락했다.

태안 깊숙이 산 사이에 숨겨져 아무도 모르는 저수지. 낚시꾼 떼를 전혀 안 탄 곳이다. 그렇게 많은 별이 우리 머리 위에 있는 줄 오랜만에 알았다.

밤이 깊고 입질도 뜸해지자 편편한 얇은 돌을 주워 버너에 올려놓고 삼겹살을 구웠다. 소주 한 잔에 돌 구이 삼겹살이란 으히그, 완전 환상이다.

술 몇 잔에 골초 친구 녀석이 담배를 빼문다. 담배 피우는 녀석은 그 녀석뿐이다. 그런데, 그런데 거의 5년 동안 담배 끊었던 다른 친구 녀석이 자기도 달랜다.

"너 미쳤냐? 담배 끊었으면서 왜에?"

"이 분위기에선 담배 피워보고 싶네."

미쳤다. 미쳤다. 이 친구 정말, 그렇게 맛있을 수가 없게 담배를 피웠다. 그 순간 '나도 하나 줘' 하는 말이 목구멍을 지나 혀까지 튀어나왔다. 술기운에다 주위 분위기에다 담배 끊었던 친구까지…. 후다닥 내 낚싯대 있는 곳으로 뛰었다. 왜 그랬는지는 모른다. 먹던 술잔 집어던지고 무조건 뛰었다. 그때야 정신이 들었다.

'내가 여기서 담배를 피운다면…'

지금까지 참아온 시간이 너무 아까웠다. 그러면서도 한쪽에서는,

'오늘, 지금, 여기서 딱 한 대만…. 딱 한 대만…. 5년 동안 참았던 친구도 피우는데…'

하는 생각이 계속 들었다. 그런데, 그때 생각난 게 있었다.

'5년 동안 참았던 저 친구는 원래 담배를 별로 좋아하지도 않았다. 옛날에도 피우고 싶을 때 피우고, 안 피울 때는 별 어려움 없이 며칠 안 피워도 나처럼 힘들어 하지도 않았다. 나와는 체질이 다른 친구다.'

그런 생각이 들자 술도 그만 먹었다. 주위 분위기, 거기에 술까지 들어가면 분명히 담배를 피울 것만 같았다. 아는 안다. 몇 번의 실패 끝에 깨달은 건 '한 개비라도 피우면 반드시 실패 한다'는 거다.

혼자 낚시했다. 두 녀석은 그 맛있는 돌 구이 삼겹살 먹으며 담배를 뻑뻑 피워대고. 정말 환장할 지경이었다. 만약 이런 분위기가 한번만 더 있으면, 또 내가 담배 끊은 시간이 조금만 짧았다면, 그래서 다시 피우는 게 조금이라도 덜 억울했다면, 나는 피웠다. 나를 버티게 해준 건 지금까지 참았던 아까운 시간이었다.

어제 나는 예수나 석가모니보다 더 큰 깨달음을 얻었다. 담배 끊은 지 90일이 넘었어도 조금만 방심하면 언제든지 다시 피우게 된다는 걸.

오늘 돌아오는 차 안은 고역이었다. 새벽까지 삼겹살에 소주 쳐드신

골초 친구, 아 이 녀석이 입에서 담배를 떼질 않았다. 이걸 죽여 살려. 하지만 나는 말을 못했다. 왜냐고?

옛날에 담배 끊은 지 얼마 안 된 친구와 차를 몰고 어딜 함께 갔던 적이 있었다. 당시 난 너구리굴이었다. 술 먹을 땐 서너 갑씩 피웠으니까. 그 친구는 담배 끊은 지 두 달인가 되었었다. 고속도로에 들어서자 나는 불을 붙였다. 한 개비, 한 개비, 또 한 개비. 인상을 팍팍 쓰던 이 친구가 기어이 한 마디 했다.

"야, 담배 냄새 못 참겠다 나도 피우고 싶어서. 그러니까 네가 피우지 말아주라."

난 굉장히 아니꼬았다.

'지가 담배를 끊었으면 끊었지 왜 남도 못 피우게 지랄이야. 그리고 담배 끊었다는 놈이 이까짓 담배 냄새 때문에 또 피우면 그런 정신 갖고 뭘 해?'

속으로만 그랬다. 그리고 잠깐 안 피우다가 또 피워댔다. 보란 듯이.

지금 생각하면 정말 철이 없어도 너무 없었다. 모르는 건 죄가 아니라고? 천만에, 무식한 것만큼 큰 죄가 없다. 자기가 무슨 죄를 저지르는지도 모르니까. 그때 내가 그랬다. 살려고 아등바등 담배 끊은 사람 다시 죽이는지도 모르고 피워댔다.

만약 내가 지금 옆에서 담배 피우는 골초 친구한테,

"야, 담배 냄새 못 참겠다 나도 피우고 싶어서. 그러니까 네가 피우지 말아주라."

이러면 골초 친구는 속으로 그럴 거다.

'지가 담배를 끊었으면 끊었지 왜 남도 못 피우게 지랄이야?'

그저 빨리 피우기만 기다릴 밖에. 제길, 이렇게 간접흡연 해댔으니 내일은 죽어났다.

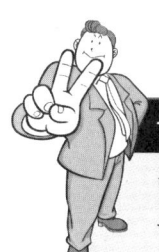

글쓴이 조언

담배 피우는 사람 중에는 축복 받은 사람이 간혹 있다오. 술 먹을 때나 분위기에 맞춰 한두 개비만 피우고 평소에는 피우지 않아도 아무렇지 않은 사람들. 담배 끊는 중에는 그런 사람을 아예 만나지 마시오. 그 사람들은 금연의 고통을 전혀 이해하지 못한다오. 내가 금단증상으로 몸 배배 꼬며 고통스러워하면 장난치는 줄 안다오. 그 사람들은 일반 사람들과 체질 자체가 틀린, 조상 묘 잘 써 선택 받은 사람들이라오.

94일째 _ 월요일

웬일이지? 뭐가 잘못 되었을까? 월요일이라 일이 바빠 그런가?

별의 별 생각이 다 들었다. 어제 차 안에서 그렇게 많은 담배 연기를 마셔댔는데 오늘 아무렇지도 않았다. 100일이 가까워지니까 정말 끊어진 건가? 이제는 정말 괜찮은 건가? 그렇게만 된다면야….

오늘은 개운했다. 혹시 담배를 완전히 끊은 지도 모른다는 생각에 기분도 상쾌하고 공연히 기분 좋은 하루였다. 룰루랄라.

 **Health** | 언론사 담배 정보

제약사 한국화이자가 설문조사한 담배 끊기에 실패하는 이유

금연 시도자 중에서 금연에 성공한 경우는 18% 정도로, 10명 중 2명도 안 되었다. 실패 이유로는, 흡연욕구를 못 참는 의지력 부족이 57%, 술자리와 회식 32%, 금단 증상 7%였다.

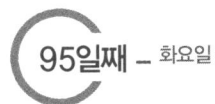 95일째 _ 화요일

그러면 그렇지. 이 담배란 녀석은 여우보다 간사하고 뱀보다 간특하다. 어제 담배 생각 안 난 건 나를 방심시키기 위해서였다.

오늘, 장난 아니다. 100일이 가까워지고 있어 이제 그만 괜찮을 때도 되었는데도 여전하다.

출근길에 담배 냄새 나는 쪽으로 나도 모르게 코를 킁킁거렸다. 지금까지 참아온 시간이 아까워서 안 피우고 있을 뿐이지 당장이라도 피우고 싶었다. 하지만 달라진 것도 있다. 지금 담배 피우고 싶어 하는 마음은 담배 끊던 초창기와는 확실히 다르다. 온몸이 원하는 것이 아니라 단지 피우고 싶다는 '생각'만 든다. 그러니까 참을 생각만 있다면 참을만 하다.

이런 증상이 하루 종일 쉬엄쉬엄 계속되었다. 담배 이거 질기기가 쇠심줄이다.

저녁밥 먹고 운동하러 공원으로 나갔다. 천천히 뛰어 두 바퀴를 돌았다. 확실히 몸이 달라졌다. 저녁에 달리기를 시작한지 20일이 지났는데, 처음엔 숨차고 속 메스꺼워 운동이고 뭐고 그 자리에 눕고만 싶었다. 그런데 지금은 아니다. 지금도 숨이 차는 건 여전하지만 처음처럼 지저분하게 헐떡대지 않는다. 헐떡대더라도 시원하게 헐떡댄다. 그리고 숨의 회복이 굉장히 빠르다. 운동을 하고 나면 담배 생각이 안 난다는 점도 좋다.

96일째 _ 수요일

뭐? 이제 세 달이 넘었으니 담배 완전히 끊었겠다고? 택도 없는 소리. 아직 멀었다. 아직 멀었다는 걸 오늘 점심밥 먹고 알았다.

나도 세 달이나 지났으니 마음 놓고 기름진 점심식사를 했다. 고기 푸짐하게 먹었다. 그런데 문제는 식당 나와서부터다. 앞에 가는 남자가 피우는 담배, 그 냄새가 아까 먹은 고기만큼이나 고소했다. 사무실까지 오는 내내 '피우고 싶다. 나도 피우고 싶다. 피우고 싶다' 라는 생각이 들었다. 꽤 강한 욕구였다.

사무실에 들어와서도 한 시간에 1~2분 정도씩 담배 생각이 났다. 하지만 역시 참을만 했다. 강하게 드는 생각이 아니라 은근히 생각났다가 슬그머니 사라지는 식이다. 그래도 담배 욕구가 한 시간마다 한두 번씩 찾아오는 건 집중에 방해가 되었다.

그러고 보니 담배 끊으면서 덤으로 얻은 것도 있다. 요즘 술을 별로 안 먹는다. 술을 먹으면 담배 생각이 나기 때문에, 담배 피울까봐 겁이 나서 일부러 피하는 거지만 아무튼 술 먹는 횟수가 거의 3분의 1로 줄었다. 담배 생각으로 업무에 지장 받는 것에 비해, 술 먹고 다음날 집중 안 돼 지장 받는 게 열 배는 손해다. 그러고보면 담배 끊은 뒤로 오히려 일 더 많이 하고 있는 거다. 담배 만세!

97일째 – 목요일

98일째 – 금요일

99일째 – 토요일

100일째 – 일요일

드디어 오늘이 100일째다. 근사하게 파티라도 해야 되는 거 아닌가?

어제 아침에, 여직원 한 녀석이 책상에 꽃 한 송이를 놓아두었다. 그리고 메모.

'내일이 100일째죠? 쭈욱 이어가세요 꼬오옥~. 우리 과장님 홧팅!'

허 고 녀석 참. 그러니 일을 못해도 혼낼 수가 있나.

오늘은 집에서 쉬어서인지, 아니면 100일이라는 생각 때문인지 하루 내내 개운했다. 이래서 기념일이 필요한가 보다. 무슨 의미를 두면 몸도 그 의미에 반응하니까.

밤이 문제였다. 오늘이 조부모님 합동 제삿날이다. 문제는, 큰집 형님 댁에 친척들이 다 모이면 분명히 술이 돈다는 거다.

일부러 조금 늦게 갔다. 응? 많이 안 오셨다. 삼촌들, 당숙 몇 분, 형님 두 분, 조카들. 이번에는 조촐했다. 다행이다. 아니 다행이 아니었다.

사람이 없으니까 술과 음식이 많이 남았고, 우리 손 큰 형수님이 냉장고 작다며 여기 있는 사람들끼리 다 먹으랜다.

한 잔, 두 잔. 술이 들어갈수록 어른들은 대놓고 담배를 피우시니. 나도 딱 한 개비만 피웠으면 좋으련만. 다행히도 친척들 아픈 구석만 골라 콕콕 찔러대는 고모가 안 왔다. 친척이 모이면 꼭 그런 사람 있다.

"누구네 둘째는 부장 되었다던데 너는 지금도 과장이니?"

"누구네 딸은 차 바꿨다는데 너는 아직도 그 차니?"

아이코 그 고모 있으면 속 끓어올라 담배 안 피우고는 못 견딘다. 70살 넘은 노인한테 뭐라 할 수도 없고.

술을 꽤 많이 먹었는 데도 담배는 참을만 했다. 끊은 지 100일째인데 아직도 담배 피우고 싶다는 게, 정말 담배라는 건 말처럼 쉽게 끊을 수 있는 게 아니다.

101일째 _ 월요일

제사 지내고 새벽에야 잤더니 피곤하다. 담배를 끊어도 나이는 어쩔 수 없나 보다.

그런데, 피곤해도 오전은 괜찮았다. 문제는 점심 지나 친구한테 온 전화였다.

"미안하다. 저번에 빌린 돈 나중에 갚을게."

"뭐? 안 돼 임마. 그거 이번 달에 결제해야 돼."

"미안하다. 다 날렸다. 돈 나올 데가 없다."

이거 뭔 소리야. 마누라 아파서 급하다고 며칠만 쓴다며? 그래서 카드론으로 빌려 준 걸 왜 못 갚겠대?

뒷말이 기가 막히다.

"주식 깡통 됐다. 니 돈도 돈이지만 나 집 날아가게 생겼다."

그럼 마누라 아픈 게 아니었어?

"야, 임마. 그러게 주식 하지 말랬지? 너 이번이 몇 번짼 줄 알아? 잔소리 말고 갚아."

"미안하다. 나중에 연락할게. 미안하다."

뚜뚜뚜뚜뚜.

미치겠다. 이번 달 월급 다 꼬라박아도 모자란다. 나도 모르게 담배를 찾았다. 집사람한테 뭐라고 하지. 아유, 이 새끼는 꼭 이 지랄이야.

오후 내내 담배 생각 엄청 났다.

102일째 – 화요일

이상하다. 어제 일로 분명 못 견딜 만큼 담배 생각이 날 줄 알았는데, 전혀 안 난다. 왜 이러지? 뭐가 잘못됐나? 분명히 담배 피우고 싶어야 정상인데.

내가 마음의 준비를 너무 단단히 했나보다. 사실 어젯밤 자려 할 때 오늘이 두려울 정도였다. 분명히 하루 종일 담배 생각에 시달릴 테니.

그리고 내가 생각했던 것보다 스트레스도 덜 받은 것 같다. 이미 마음속 계산은 다 해놓은 뒤였으니까. 엎질러진 물 어떻게 할 거야. 돈이야 이미 해결 방법을 마련해두었다. 아내한테 며칠 숙이고 살아야겠지만 아내가 숨겨 놓은 돈도 있을 테고. 또 영 안 되면 월급통장으로 소액대출 받아도 된다. 집 날리게 생긴 친구한테 돈 받기는 이미 틀렸으니 비싼 카드론 이자 물 필요 없이 빨리 처리하고.

속상하고, 두어 달 용돈 모자라 고생은 하겠지만 속 끓인다고 해결될 일도 아니다. 그저 친구 잘못 둔 죄려니 해야지 뭐. 그나저나 그 녀석 집 날아간다는데 괜찮을까 몰라.

에이 그건 그렇다치고 이거 겁나네. 왜 이렇게 씻은 듯이 담배 생각 안 날까?

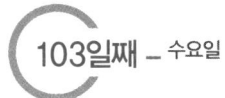
103일째 – 수요일

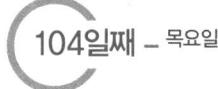
104일째 – 목요일

어제와 오늘은 편안하다.

편안했던 이유는 아마 머리 썩힐 일이 없었기 때문일 거다. 급한 일들 제대로 끝냈고, 또 새로운 일은 아직 준비 단계이다 보니 직원들도 조금 여유가 생겼다. 오랜만에 가져보는 여유다.

이렇게 쉬엄쉬엄 해가면서, 스트레스 받지 않고 일하면 담배, 이거 쉽게 끊을 수 있을 것 같다. 며칠 동안 담배 생각 거의 나지 않았다.

정시에 출근했다가 정시에 퇴근 하니까 아내와 딸아이도 좋아하고, 덕분에 마음도 편하다. 담배 피우고 싶은 생각은 마음의 불안정에 비례하는 것 같다.

 **Health** 언론사 담배 정보

일본국립암센터 조사

50대에 담배를 끊으면 폐암으로 죽을 확률이 65%까지 줄어든다. 그리고 담배를 피우는 남자는 피우지 않는 남자에 비해 40세 이후 수명이 3.5년 짧아진다. 폐암 사망률은 담배 끊은 기간이 길수록 줄어들고, 담배를 피우는 사람의 폐암 사망률은 피우지 않는 사람의 4.71배나 된다. 담배를 끊고 10년이 지나면 절반으로 줄고, 15년 이상이 되면 안 피우는 사람과 같아진다.

105일째 – 금요일

106일째 – 토요일

어제도 별 생각 없었다. 그런데!

내 이럴 줄 알았다. 100일 넘으니까 휴지기가 조금 길어졌을 뿐이지 그냥 지나갈 담배가 아니다. 담배가 얼마나 지독한 녀석인데 그냥 지나가겠나.

아침부터 담배 생각만 났다. 일하다 문득, 회의 하다 문득, 차 마시다 문득, 직원들과 시시덕거리다 문득.

담배 생각나는 정도가, 끊고 일주일 정도 되었을 때와 비슷하다. 증상도 비슷하다. 침에서 단맛이 느껴지고, 혀를 무언가로 감싼 듯하고, 손발 끝이 약하게 찌릿 거리고, 여차하면 한 개비 피워버리고 싶다.

이건 일 때문이다. 오늘부터 새 기획을 추진해야 하는데 그게 웬만하질 않다. 디자이너들 데리고 날밤 세워야할 지도 모른다. 일을 시작하기 전에는 항상 긴장해야 하니까 이런 증상이 나올 수도 있다. 하지만 그렇다 해도 오늘은 좀 심하다. 담배를 다시 피우고 싶은 마음이 들 정도다. 요 며칠 사이에는 간접흡연도 안 했는데. 그나마 다행인 건 담배 생각이 쭉 이어지는 게 아니라 2시간 마다 5분 정도 지속되는 식이다.

이런 증상을 이겨내는 확실한 방법을 나는 안다. 그냥 집으로 가면 된다. 집에 가서 잠을 자든지, 딸아이랑 시시덕거리든지, 멍하게 텔레비전 보면 된다. 그럼 담배 생각 안 난다. 하지만 그럴 수 없다는 게 문제다.

옆에 담배와 라이터가 있다면 아마 '딱 한 대만' 하면서 피웠을 거다. 한 개비를 피우면서 속으로 그럴 거다.

'나는 지금 담배를 피우려는 게 아니라, 그 동안 담배 맛이 어떻게 변했는지 맛만 보려는 거다.'

그리고 100일이 넘는 나의 금연은 그것으로 종치는 거다. 어떤 이유로든지 한 개비를 피우면 금연은 실패한다. 이건 우주의 진리다. 처음 한 개비가 두 개비 되고, 저녁 때 세 개비 되었다가 다음날 '에라 모르겠다' 가 된다. 그리고 예전의 한 갑 반으로 돌아가는 건 시간문제다.

그걸 안다. 아니까 더 죽겠다. 염병할 놈의 담배를 괜히 배워 이 고생을 한다.

 **Health** 언론사 담배 정보

네덜란드 에라스무스 메디컬센터 조사,
담배 피우는 사람은 안 피우는 사람에 비해 알츠하이머에 걸릴 확률이 50% 높다. 또 알츠하이머병을 유발하는 유전자(ApoE4)를 가진 사람은 별다른 영향이 없었으나 이 유전자가 없는 사람은 담배를 피우면 알츠하이머병에 걸릴 확률이 70%로 높아진다. 즉, 담배는 치매의 원인이 된다.

107일째 – 일요일

거 참, 알 수가 없네. 어제는 꽤 강하게 피우고 싶더니만 오늘은 거짓말 같이 멀쩡해졌다. 물론 오늘이 일요일이라는 이유도 있을 것이다. 하지만 오늘도 난 출근했다. 원고 담당과 디자이너들 모두 평일과 똑같이 일해야 한다. 그런데 어떻게 이리 감쪽같이 말짱해질 수 있지? 거 참, 희한하네.

오늘은 누가 옆에서 담배에 불붙여 주면서 피우라고 권해도 피우고 싶은 생각이 없다. 입 안도, 몸속도, 머릿속도 아주 개운하다.

만약, 만약에 어제 참지 못하고 한 모금이라도 피웠으면 오늘 이런 기분 느낄 수 있을까? 아마 지금쯤 아예 담배 한 개비 물고 있을 거다. 어제 참길 잘했다. 잘했다. 잘했다. 아주 잘했다.

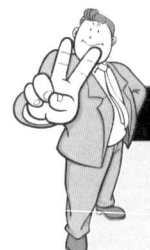

글쓴이 조언

우리나라 사람들의 특징이 담배 인심이 좋다는 거라오. 모르는 사람에게도 담배 한 개비 권하면 쉽게 친해진다오. 그러니 담배 피우는 사람을 만나면 '나는 담배 끊었다'고 말하시오. 그래야 나에게 담배 권하지 않게 된다오. 그리고 그런 말을 자주 하다보면 자기도 모르게 자기최면에 걸리게 되고, 또 사람들에게 그렇게 말해놓고 다시 피우는 것도 쑥스러운 일이 된다오.

◯ 108일째 – 월요일

◯ 109일째 – 화요일

◯ 110일째 – 수요일

　3일 동안 개운했다. 밤새워 할 일이 많았는데 일부러 느긋하게 일했다. 그래서 평소보다 더 일찍 퇴근하기도 하고 잠도 많이 잤다.
　역시 담배 끊으려면 몸 관리를 잘해야 할 것 같다. 오늘까지 몸이 아주 가뿐하다. 눈도 초롱초롱하고, 정신 집중도 잘 된다.
　지난 3일 동안 담배 생각 별로 안했다. 거의 잊고 있었다. 아마도 몸 상태가 최상이면 담배 생각도 별로 안 나는 것 같다. 이건 주의력이나 집중력 하고 관계가 있는 것 같다. 잠이 부족하거나 피곤하면 집중도 안 되고, 그러면 담배 끊으려는 의지력도 떨어져 담배 생각이 더 나는 것 같다. 담배를 끊으려면 잘 자고, 잘 먹고, 운동도 적당히 하여 몸 상태를 최고로 유지시켜주는 것이 좋은 방법인 것 같다. 스트레스를 어느 정도 받는다고 하여도 몸 상태가 최고로 유지되면 별 문제가 안 되는 것 같다. 그런데 우리 사는 일이, 이렇게 몸 상태를 유지하도록 내버려두지 않는다는 게 문제지.

111일째 – 목요일

    거래처 담당자와 차를 타고 하루 종일 몇 군데를 돌아다녔다. 그런데 이 사람 싹싹하고, 붙임성 있고, 아이디어도 많아 참 괜찮은 사람이다. 문제는 이 사람도 담배를 많이, 담배 끊은 내가 볼 때 많이 피운다.

    문제는 역시 담배다. 이 사람 다 좋은데 차 안에서도 담배를 피워댔다. 물론 창문은 열고.

    참 맛있게도 피운다. 그런데 희한하게 다른 때와 달리 나는 피우고 싶은 생각이 전혀 안 든다. 다른 때는 옆에서 담배 피우면 마음속에 담배에 대한 생각이 조금은 들었는데, 오늘은 전혀, 나와는 전혀 상관없는 일처럼 여겨진다. 꼭 나 소 너 닭 같다. 소 닭 보듯.

    100일이 넘으니까 뭔가 달라지는 건가? 근데, 정말 그럴까? 이러다 며칠 후에 또 엄청 피우고 싶어지는 거 아닐까? 지금까지 항상 그래왔으니까. 도대체 이 담배란 녀석은 믿을 수가 있어야지.

112일째 _ 금요일

113일째 _ 토요일

요즘은 술도 자주 안 먹는다. 처음에는 담배 다시 피울까 봐 일부러 술자리를 피했다. 그런데 지금은 자연스럽게 술자리에 잘 안 가게 되었다. 술도 예전처럼 죽자 살자 먹고 싶지 않다. 그렇다고 몸이 안 좋아져서 그런 건 아니다. 몸은 훨씬 좋아졌다. 그런데 왜 술을 안 먹지? 저녁 때 운동을 하는 이유도 있다. 운동을 하면서부터 이리저리 술 건수 찾아 기웃거리는 것도 많이 없어졌다. 때로는 담배도 예쁜 짓 할 때가 있다. 이처럼 좋은 점도 있으니까.

그리고 졸리던 증상과 건망증도 이제 거의 사라졌다. 한참 졸릴 때는 '내가 이거 무슨 병 걸린 거 아냐?' 하는 생각까지 들 정도였다. 그럴 수밖에 없는 게, 일부러 밤에 많이 자는 데도 일하다가 꾸벅꾸벅 졸 때가 있었기 때문이다. 또 건망증도 그렇다. 심할 때는 아침에 머리 감고 닦은 수건을 어디다 두었는지 몰라 한참을 찾을 정도였다.

이런 증상들이 이제 어느 정도 다 괜찮아진 것 같다.

114일째 - 일요일

115일째 - 월요일

어제는 별 생각 없더니 오늘은 아침부터 느낌이 이상하다. 왜 이럴까?

출근하자 혀가 바싹 타는 것 같은 증상이 있었다. 이 증상은 담배를 끊은 지 얼마 되지 않았을 때 느꼈던 거다. 왜 갑자기 이런 증상이 생길까? 어제 일요일도 출근했고 오늘 또 아침부터 열 받아서 그런가?

오늘 아침부터 일이 꼬였다. 한 달 전 끝난 일을 이제 와서 트집 잡으면 어쩌란 말인가. 디자인 형편없다는 말에 담당했던 디자이너는 운다. 확 뒤집어버리고 싶지만, 큰 거래처라 어쩔 수 없다. 먹고 살려면 입 다물고 있어야 한다. 나도 속물 다 됐다. 이래저래 힘없는 놈만 서럽다.

이런 일이 생겼을 때, 예전 같으면 먼저 담배부터 물었을 거다. 그런데 오늘은 혀가 타는 것 같은 증상만 있을 뿐 담배 피우고 싶다는 생각은 안 든다.

힘든 하루였다. 이 일기 쓰려다 곰곰이 생각해보니, 스트레스를 받았다고 꼭 담배 생각이 나는 건 아닌 것 같다. 그건 혹시 버릇 아닐까 하는 의심도 든다. 스트레스를 받으면 담배를 피워야 한다는 건 사회적인 습관이 아닐까? 영화나 드라마, 소설, 광고 등등에서 모두 그런 모습만 보여주니까 나도 모르게 그렇게 해야 하는 걸로 세뇌 된 건 아닐까?

이제 이런 생각도 하는 걸 보니 정말 담배 끊어가긴 하는가 보다.

116일째 – 화요일

오늘도 몇 번 담배 생각이 나긴 했지만 그렇게 심하지는 않았다. 점심 식사 후 잠깐 빼고는.

이제 거의 끊은 단계에 온 것 같기도 하다. 하지만 방심하면 안 된다는 걸 잘 안다. 오늘도 아무렇지 않다가 점심식사를 좀 기름진 걸로 했더니 여지없이 담배 생각이 났다. 처음에는 아무렇지도 않다가 1시간 정도 지나자 담배 생각이 솔솔 나기 시작했다. 그런데 그 생각이 그냥 장난이 아닌 거다. 물론 참을만은 했다.

퇴근 시간에 친구한테 전화가 왔다. 녀석은 10개월 전에 담배 끊었다. 이런저런 이야기하다가 궁금해서 물어봤다.

"이제 담배 완전히 끊었겠다? 어때 좋냐?"

"응, 끊었어. 근데 요즘은 술 먹을 때만 서너 대씩 피워."

에라이! 메기나 엿이다. 넌 이미 금연에 실패한 거야. 그걸 너 자신만 모르고 있을 뿐이지. 담배는 '술 먹을 때만'이란 건 없어. 지금은 서너 개비겠지만 두고 봐라. 며칠만 지나면 너 옛날 피우던 것처럼 다시 하루에 두 갑 될 테니. 이건 내기를 해도 좋다.

담배에는 두 가지 밖에 없다. 맘껏 피우든지 아예 끊든지.

그런데 친구 전화를 끊는 순간, 내 귀에 예전에 듣던 그 낮고 은은한 남자 목소리가 또렷하게 들렸다.

'거봐 10개월이나 참았던 사람도 다시 피우잖아. 너도 분명히 그렇게 되니까 지금 피워. 어차피 피울 거 왜 그렇게 고생을 하니.'

담배는, 정말 요물이다.

117일째 – 수요일

118일째 – 목요일

119일째 – 금요일

120일째 – 토요일

며칠 아무 생각 없다가 오늘 한순간에 도로아미타불 될 뻔했다. 오 하느님, 예수님, 부처님, 알라신, 감사합니다.

토요일인데도 일이 많아 저녁때까지 사무실에 있는데 소설 쓰는 선배한테 오랜만에 전화가 왔다. 반가웠다. 아마 5년만인가? 이 선배, 워낙에 술통인지라 저녁 먹으며 반주 한 잔 했다.

"선배, 어떻게 지내요?"

"야, 야, 소설 써서 어떻게 먹고 사냐? 그냥 죽지 못해 산다."

괜히 물어봤다. 덕분에 소주 한 병 더.

어찌어찌하다 보니 선배 한 명이 더 왔다. 그 선배도 술이라면 자다가도 일어난다. 그러니 전화 받자마자 그 먼 연신내에서 여기까지 뛰어왔지. 결국 셋 다 꼭지가 돌았다.

선배 둘이서 담배 맛있게 피워댔다. 나도 취하는 만큼 담배 피우고 싶었고 안 피우겠다는 생각도 점점 약해졌다. 그런데 취한 상태에서도 분명히 느낄 수 있었던 건, 예전처럼 그렇게 피우고 싶은 건 아니었다. 그냥 취해서 흥흥 거리는 상태였다. 그냥 한번 피워보고도 싶다는 생각이었다. 누가 '에이, 한번 피워봐라' 라고 하면 피워 물 수 있는 그런 상태.

술 엄청 마셨다. 소설 쓰는 선배는 나보다 먼저 꼭지가 돌았고, 나도 끝판에 가서는 기억이 없다.

나중에 왔던 선배가 말해 준 그 뒤 상황은, 술자리가 다 끝나갈 무렵 내가 담뱃갑에서 담배 하나를 꺼내들고 한참 쳐다보다가 다시 담뱃갑에 넣기를 몇 번 했단다. 선배도 취해서 장난삼아,

"한 대만 피워 봐. 술자린데 뭐 어때."

그런데 내가, 씩 웃더니 고개를 절래절래 흔들고 그냥 담뱃갑에 넣더란다. 선배 왈.

"그런 니 모습 참 멋지더라."

아싸! 담배, 거의 다 끊어간다.

121일째 – 일요일

122일째 – 월요일

123일째 – 화요일

124일째 – 수요일

125일째 – 목요일

126일째 – 금요일

127일째 – 토요일

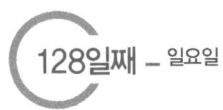 128일째 — 일요일

이야호! 정확히 지난 일요일부터 어제 토요일까지 담배와는 다른 세계에서 살았다. 꿈만 같다. 3~4일도 아니고 자그마치 일주일이라니.

그래서 담배 완전히 끊은 줄 알았다. 하지만 담배는 그렇게 호락호락한 상대가 아니다.

오늘 거래처 실장이 결혼식을 했다. 그 양반 나이가 마흔셋인가? 꽤 큰 거래처라 직원 보낼 수는 없고, 그렇다고 부장님한테 다녀오십사 할 수도 없고 이래저래 낀 과장이 가야 한다. 또 나와는 개인적으로도 친하니까.

그래도 솔직히 가기 싫었다. 아는 사람이 달랑 신랑뿐이라서. 이런 결혼식장이 제일 가기 싫다. 하지만 그래도 가야 한다. 그게 샐러리맨이 사는 방법이니까.

늙은 신랑이 두 손을 덥석 잡으며 반갑게 맞아준다.

"아이고 이거 이 과장은 일요일날 쉬어야 할 텐데, 와줘서 고맙네."

얼굴 도장도 찍었겠다, 이제 뭘 하나. 그 뒤부터는 되게 뻘쭘하다. 아는 사람이 없으니 혼자서 멀뚱멀뚱, 왔다갔다 괜히 어슬렁거린다. 그렇다고 얼굴 도장 찍자마자 그냥 온다는 것도 예의가 아니고.

예식장이나 장례식장에 가면 나 같은 사람들이 옹기종기 모이는 곳이 있다. 계단 휴지통 근처. 슬쩍 가봤더니 역시 그 곳에 사람들이 많다. 그런데 그곳에 끼어들려면 필히 해야 할 일이 있다. 담배를 피워야 한다. 그냥 멀뚱멀뚱 그곳에 있으면 정말 이상해 보인다. 담배 끊었더니 이제는 그 자리에도 낄 수 없는 신세가 되었다. 계단 휴지통 근처에서는 젖은 솔잎 태우는 듯 연기 범벅이다. 아휴 내가 있을 곳이 아니다. 어떻게 끊은 담밴데.

Health 언론사 담배 정보

한국금연운동협의회에서 담배 피우는 사람들에게 하는 부탁
1. 식당이나 버스 정류장에서 피우지 말 것. 안 피우는 사람은 괴롭다.
2. 아무 곳에나 꽁초 버리지 말 것. 환경이 망가진다.
3. 운전 하다가 차창 밖으로 꽁초 버리지 말 것. 뒤차에 불똥이 튄다.
4. 길거리에서 담배 휘두르고 다니지 말 것. 아이들이 화상 입는다.
5. 공공장소에서 피우지 말 것. 어린이들이 배운다.
6. 천식 환자, 임신부들이 있는 곳에서 피우지 말 것. 간접흡연은 치명적이 된다.
7. 사무실에서 피우지 말 것. 말 못하고 괴로워하는 사람 많다.
8. 식당 밥그릇에 재 털지 말 것. 우리가 다시 먹을 밥그릇이다.
9. 공동주택에서 창문 열거나 베란다에서 피우지 말 것. 이웃과 싸우게 된다.
10. 집안에서 피우지 말 것. 가족의 생명이 위험해진다.

129일째 – 월요일

130일째 – 화요일

어제는 아무 생각 없었고, 오늘은….

오전에는 아무렇지도 않았는데 오후엔 완전 미칠 뻔했다.

점심 먹고 사무실에 들어 오자마자부터 스트레스 천국이었다. 거래처 사람은 안 된다며 고개 절래절래 흔들어 심장 박동수 올려놓더니, 오후까지 마감하라고 지시해놓은 홍보원고는 반도 안 되어 있고, 디자인 다시 해오라고 소리 좀 질렀더니 디자이너 질질 짜고, 부장은 또 왜 그렇게 저기압인지 말끝마다 짜증 범벅이고.

아유, 정말 확 때려엎고 싶었다. 금연이고 나발이고 그냥 피우고 싶은 생각이 와락 들었다. 심장 박동수가 올라갈수록 금단 증상도 다시 나타났다. 입안이 간질거리고, 혀는 찌릿거리고, 마치 담배 끊고 일주일 되었을 때 증상 그대로였다.

얼마 전에 내가 '스트레스 때문에 담배 피우게 된다는 건 잘못된 생각 같다' 라고 한 말은 완전 취소다. 담배 다시 피우게 되는 최대의 적은 스트레스 맞다. 분명히 맞다.

지금 이런 상태가 조금만 더 계속된다면 아마도 담배 피우고 말 거다. 역시 담배 참는 길은 멀고도 험하다. 담배 끊은 지 네 달이 넘었는데도 이러니.

◯ **131일째** – 수요일

◯ **132일째** – 목요일

어제는 또 아무렇지도 않게 지나갔다. 담배 생각? 하나도 안 났다.

그저께 스트레스 왕창 몰고 왔던 일들 오늘 다 해결했다. 나른하다. 그런데 부장 만나러 온 손님 녀석이 완전 꽝이다. 나이도 어린 것 같은데 예의라고는 눈곱만큼도 없다. 부장님이 이사님 방에 간 사이 우리 사무실에 잠깐 있는 동안 줄담배다. 인상 팍팍 쓰던 여직원이 기어이 한 마디 한다.

"저, 저의 사무실에서는 담배 안 피우는데요."

당연히 끌 줄 알았다. 그런데 이 사람 말소리가 삐딱하다.

"여기 금연 사무실이요?"

"아니, 그건 아니고요…."

우리 사무실이 금연 사무실은 아니다. 다만 안 피우는 사람 생각해 될 수 있으면 안 피울 뿐이다.

이 사람 담뱃불 끌 생각 하나도 없다는 듯 뻑뻑 피우며 회의실을 가리킨다.

"저기 저 사람들도 피는데 뭘."

이젠 아예 반말 비슷하다. 우리도 회의실에서는 피운다. 그것도 입에 굴뚝 물듯 피워댄다.

여직원이 기가 막힌 듯 자기 자리로 가버린다. 이 인간을 죽여 말어.

그래도 부장 손님인데 내가 뭐라 했다가 나만 찍히면 어떡해? 못 본 척 내 일만 한다. 어쩔 수 없다. 나도 월급쟁이라.

다행이 얼마 안 있어 부장이 와서 데려갔다. 문제는 그 다음부터다. 5시 20분. 담배 생각이 나기 시작하는 거다. 간접흡연의 효과다. 분명히 아까 그 젊은 녀석이 피우고 있을 땐 담배 냄새 엄청 맡기 싫었는데 이제는 그 담배가 피우고 싶어진다. 더구나 일을 잘 끝낸 뒤에 오는 나른함까지 겹쳐서.

담배는 몸의 그런 상태를 귀신처럼 알아낸다. 혀에 뭔가 싸인 것 같고, 침이 달착지근해지고…. 의자에 깊숙이 앉아 담배 한 개비 쭈우우욱 빨았으면, 좋겠다.

 **Health** 　언론사 담배 정보

입 안에 암이 생기는 구강암 환자의 75%가 20년간 하루 2갑 이상 피운 사람이고, 86%는 술과 담배를 함께 한 사람이다. 그리고 구강암에 걸리는 사람의 90%는 흡연을 했던 사람이다. 흡연자가 구강암에 걸릴 확률은 비흡연자에 비해 6배 이상, 술과 담배를 함께 하면 그렇지 않은 사람에 비해 15배가 높다.

133일째 _ 금요일

134일째 _ 토요일

135일째 _ 일요일

 며칠 괜찮았다. 오늘은 일요일이어서 쉬는데 점심 먹고 나서부터 침이 달다. 마치 담배 끊은 지 보름 정도 되었을 때 같다. 침이 달다보니 무엇을 먹어도 맛있다. 아주 맛있어 죽겠다. 이러니 담배 끊으면 살찌지.

 여기서 침이 달다는 말은 당분에서 느끼는 그런 단맛이 아니다. 담배를 끊은 지 10일 정도 혹은 그보다 일주일 정도 더 되었을 때 침을 삼키면 단맛이 느껴지는 그런 맛. 꼭집어 뭐라고 표현해야 할지는 모르겠는데, 하여튼 담배 끊어본 사람은 알거다.

 담배를 끊는 동안 며칠 잠잠하다가 느닷없이 이런 증상이 생기곤 한다. 간접흡연을 한 것도 아니고 스트레스 받은 것도 아니고 술 먹은 것도 아닌데 갑자기 이런 증상이 생기곤 한다.

 그런데 담배 끊은 지 100일이 넘으니까 이런 증상들이 한꺼번에 생기지는 않고 한 가지씩 생기는 듯하다. 침이 달게 느껴지면 혀가 찌릿거리지는 않고, 혀가 간질거리면 침은 괜찮고 하는 식이다.

 오후에 아내랑 딸아이랑 청와대 뒷길에 갔다. 은행나무 길이 참 멋있는 곳이다. 그곳 지나 부암동에 차 세우고 내려다보니 서울에 아직도 이런 곳이 있나 싶다. 경치 참 좋다.

  좋은 경치를 보니까 또 그놈의 담배 생각이 난다. 경치 좋은 곳 가면 담배 한 개비 피우는 게 멋져 보일 것 같은 생각이 아직도 든다. 그 생각 참 뿌리도 깊다. 하지만 충분히 참을 수 있다. 이제 담배 생각이 나도 별 어려움 없이 참을 수 있을 거 같다.

136일째 – 월요일

137일째 – 화요일

138일째 – 수요일

139일째 – 목요일

샐러리맨이 평일에 쉴 수 있다는 건 행운이다. 일요일도 일해야 할 때가 많지만 이런 맛도 있어 내가 우리 회사 계속 다니는지도 모르겠다.

오랜만에 작은 무역회사 하는 친구와 낚시를 갔다. 아마 올해엔 마지막 낚시 같다. 꼭 낚시를 한다기보다 이제 가을도 깊어가니까 바람 좀 쏘이기로 했다.

낚시터 근처에도 가을이 깊었다. 계절이 아름답다. 햇살 좋고, 바람도 없고, 사람도 없고, 정말 좋다. 오랜만에 맛보는 해방감이다. 붕어 몇 마리 잡았다. 씨알이 잘다.

친구가 담배를 피워 문다. 하기야 담배 피우는 사람은 낚시터에서 담배 안 피우면 별 재미가 없다. 나도 예전에는 낚시하면서 담배 무지 피웠으니까.

그런데 바람이 없다보니 담배 냄새가 나한테로 솔솔 퍼져온다. 담배 피우면서 찌를 바라보는 친구 녀석의 옆모습이 진지하다. 역시 낚시할 때 담배를 피워 물어야 폼이 난다.

이 녀석 몇 번 헛챔질 하더니 연거푸 담배를 피워댄다. 맛있어 보인다. 아직까지도 이렇게 옆에서 분위기 잡아가며 담배 피우면 모른 척 해지지가 않는다.

담배가 참 독하긴 독하다. 끊은 지 벌써 다섯 달이 다 되어 가는데도 옆에서 담배를 피우면 그 냄새가 구수하게 느껴지니.

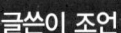

글쓴이 조언

담배 끊으려면 푹 빠질 수 있는 취미 한 가지를 만드시오. 이건 내 경험상 아주 중요한 것 같소. 취미를 만들되 담배 끊은 초기에는 몸으로 하는 것보다 이론 공부해야 하는 분야가 더 좋소. 개인적으로는 골프를 권하고 싶소. 나는 민물낚시를 택했소. 시간상 낚시터에 자주 못 가니까 낚시에 대한 이론적인 정보를 인터넷, 책, 잡지에서 시간 날 때마다 모아 정리하고 공부하였소. 예전 같으면 담배 피울 시간에 낚시 공부를 한 거요. 담배 생각도 떨칠 수 있고 지식도 얻을 수 있었소. 덕분에 지금은 민물낚시에 대해, 조금 과장 한다면 거의 박사가 되었다오.

140일째 – 금요일

141일째 – 토요일

아직도 침이 단 건 여전하다. 아, 그리고 코가 엄청 예민해졌다. 언제부터인지는 확실히 모르겠는데 아무튼 담배 끊고부터인 건 확실하다. 어느 정도 예민해졌냐면, 10여 미터 앞에서 담배 피우면 그 냄새도 맡을 수 있고, 차 배기가스 냄새 때문에 걸어다니기가 불편할 정도다.

오늘도 그렇게 예민해진 코 때문에 담배 냄새가 얼마나 역겨운지 처절히 느낀 날이다.

토요일인데 일이 늦게 끝났다. 버스엔 빈자리가 많았다. 근처에 젊은 아가씨 몇 명이 앉았는데 향수 냄새가 좋았다.

버스가 여의도역에 서자, 양복 입은 20대 후반의 멋쟁이 남자가 탔다. 두리번거리더니 내 앞자리에 앉았다. 신문을 보던 나는 절로 얼굴이 찡그려졌다. 캬! 죽여주는구만. 대체 이 무시무시한 화생방 가스는 뭐란 말인가?

가을 찬바람에 꽁꽁 숨어 있다가 따뜻한 버스 안에서 대책 없이 퍼지는 완전히 찌든 담배 냄새. 안 봐도 뻔하다. 이 사람, 버스 정류장에서 담배 피우다가 버스 오니까 급하게 빨아댄 뒤 배수구에 꽁초 틱 던지고 탄 거다.

우와, 나도 어지간히 담배 피웠지만 이건 정말 참기 힘든 냄새다. 옛날 담배 피우던 경험으로 보면 몸 상태가 안 좋을 때 담배 냄새가 더 심했다. 그런데 앞에 앉은 녀석은 아직 젊고 차림새도 깨끗한데, 냄새 때문에 내가 다시 한번 쳐다볼 정도다.

나만 그런 게 아니다. 내 옆과 뒤에 앉은 그 향기 좋은 아가씨들도 코를 막았다. 난 참다참다 결국 맨 뒷좌석으로 자리를 옮겼다.

그 사람은 자기 몸에서 얼마나 지독한 냄새가 나는지 모르는 눈치였다. 하기야 나도 담배 피울 땐 내 몸에서 담배 냄새 난다는 거 잘 몰랐으니까.

정말 담배 피우지 말아야지. 만약 그 젊은 사람이 애인이나 만나러 가는 길이었다면, 오늘 100% 싸운다. 난 우리 부서에 여직원이 많아서 잘 안다. 여자들이 냄새에 얼마나 민감한지. 그리고 냄새에 따라 여자들 기분이 어떻게 달라지는지.

142일째 – 일요일

침 맛이 마치, 뭐랄까? 꼭 담배 끊은 지 3주 정도 되었을 때의 맛이다. 무엇이든지 먹고 싶어지는 그런 맛이다. 요 며칠 동안 계속 이런 증세다. 특히 어제와 오늘은 더 심하다. 뭐든지 먹고 싶다.

"나 밥 좀 더 줘."

"……?"

아내 눈이 동그래진다.

"당신 음식 솜씨가 좋아져서 그래. 좀 더 줘."

거의 두 공기 반을 먹었다. 평소에 그렇게 먹으면 배불러 움직이지도 못한다. 그런데 더 먹고 싶었다. 겁나서 먹지는 않았지만.

이렇게 음식이 맛있는 증상은 그 동안 몇 번 있었다. 담배 끊고 일주일쯤에도 뭐든지 맛있었던 것 같다. 그 뒤로도 음식 맛은 좋았는데 이렇게 갑자기 더 좋아질 때가 몇 번 있었다. 왜 이런 현상이 생길까? 저녁마다 운동을 해서일까. 혹시 요새 술을 안 먹어서 그런가? 술 안 먹은 지도 20여 일이 넘었으니까.

그래서인지 무슨 건수 잡아 술 먹고 싶은 생각이 간절하다. 하지만 될 수만 있으면 술도 참고 있다. 또 담배 끊으면서 몸이 좋아지다 보니 술을 한번 먹으면 예전보다 두세 배는 더 먹는 것 같다. 조심해야지. 몸 좋아질 때 더 조심해야지.

요즘 느끼는 침 맛이 담배 끊은 지 2~3주 정도 되었을 때와 비슷한데, 그때는 이런 침맛이 돌면 못 견디게 담배가 피우고 싶었다. 지금은 그런 생각이 전혀 안 든다. 아니 전혀는 아니고 거의 안 든다. 그 대신 군것질거리를 찾는다. 별스런 현상이다. 내가 군것질거리를 다 찾다니.

어찌되었든 요새 밥맛이 너무 좋다. 정말 너무 좋아 미치겠다. 배 속에 거지가 또 들어왔나 보다.

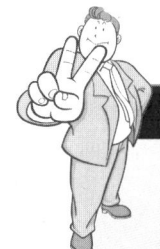

글쓴이 조언

대부분 담배 끊으면 음식이 아주 맛있어 진다오. 조심하시오. 그때 대책 없이 먹어대면 살 엄청 찐다오. 담배 끊어서 살찌는 게 아니라 음식이 맛있어져 많이 먹다보니 살찌는 거라오. 이때는 담배 끊는데 도움도 되고 살도 빼주는 녹차를 먹으시오. 그런데 사람에 따라 녹차를 많이 먹으면 속이 더부룩해지기도 하니까 자기 체질에 따라 먹으시오.

143일째 – 월요일

출근하면서 과자 두 봉지를 샀다. 세상에 내가 과자를 다 사다니. 고등학교 수학여행 때 말고는 처음인 것 같다. 담배 끊다보니 별 일이 다 있다. 과자 이름이 '빠다코코낫 비스킷'이다. 이런 과자도 있었나?

10시도 안 돼 뽀스락 뽀스락 두 봉지를 다 먹었다. 내가 왜 이럴까? 난 떡이나 과자 같은 밀가루 음식은 안 좋아한다. 밀가루 음식 중에 좋아하는 건 라면뿐이다. 주위에서 봐도 술 좋아하는 친구들은 떡 같은 거 별로 안 먹는다. 그런 내가 과자를 먹는다. 그것도 두 시간만에 두 봉지나.

과자 다 먹고 나니까 입안이 영 허전하다. 한 봉지 더 사와야겠다. 정말 맛있다. 그리고 비스킷이 퍽퍽할 줄 알았는데 전혀 그렇지 않다. 과자를 입에 넣으면 침이 엄청 나온다. 우유나 물 없어도 잘 넘어갈 정도다.

왜 담배 끊은 지 몇 개월이 지난 지금 또 이런 증세가 나오는지 모르겠다. 이건 담배 끊은 3주 뒤엔가 아무튼 그때 이미 겪었던 증상인데. 이거 걱정된다. 왜 이렇게 맛있지? 이러다가 '담배 끊은 돼지' 되는 거 아냐?

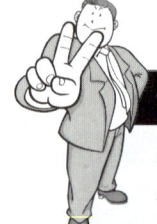

글쓴이 조언

시간 차이가 있을지 모르지만 담배 끊으면 누구든지 체중이 늘어난다오. 그 이유는 담배의 화학적 작용 때문이 아니라 음식이 맛있어지다보니 많이 먹어서 그런다오. 그럴 때 생각 없이 먹어대면 정말 돼지 되는 경우도 있다오. 그리고 살찌는 건 담배 다시 피우게 되는 좋은 핑계거리가 된다오. 난 될 수 있으면 걸었소. 출퇴근할 때도 어지간한 거리라면 걸어다녔소. 그것만으로도 살찌는 건 어느 정도 막을 수 있었다오. 물론 나중에는 가벼운 유산소 운동을 본격적으로 시작했다오.

144일째 _ 화요일

마구 먹어대는 건 조금 덜해졌는데 입맛은 여전히 좋다. 오늘 또 한번 담배 냄새 때문에 힘들었다.

아침 버스 정류장, 양복에 넥타이 매고 머리도 무스 발라 넘긴 남자가 옆에서 담배를 피웠다. 담배 냄새가 구수했다. 하지만 피우고 싶다는 생각은 들지 않았다. 그냥 냄새만 구수했다.

버스가 왔다. 그런데 그 남자도 내가 타려는 버스를 타는 거다. 뒤쪽에 딱 한 자리가 있어 앉았다. 엥? 이 사람은? 내 옆에 와서 딱 서는 사람은, 그 남자다. 나의 고통은 그때부터 시작되었다.

정류장에서는 몰랐는데 좁은 버스 안에 오니까 그 남자의 담배 냄새가 정말 지독했다. 코가 예민해져 나만 유난스러운가 해서 주위를 봤더니 앉은 사람들 표정이 다 똥 씹었다. 하지만 인상만 구긴 채 아무도 말은 하지 못한다.

날씨가 쌀쌀해서 창문도 못 연다. 나는 담배 찐 냄새 때문에 숨쉬기도 힘든데 본인은 그걸 전혀 모르는 눈치다.

가다가다 결국 옆에 앉은 사람이 창문을 조금 열었다. 서늘한 바람이 들어오니까 살만 했다.

그런데 생각해보니까 나도 옛날에 그랬다.

동생은 담배를 원래 안 피웠는데, 내가 화장실만 들어갔다 나오면 담배 냄새 난다고 창문이랑 문이랑 다 열어놓고 담배 냄새 때문에 못 살겠다고 했다.

"진짜 유별나네."

난 오히려 동생을 타박했었다. 그런데 지금 내가 맡아보니까 담배 냄새 정말 구역질난다.

아우야, 미안하다. 그땐 내가 몰랐었다. 용서해라.

145일째 – 수요일

어제 목이 간질간질 하더니 오늘 아침엔 목이 꽉 막혔다. 목감기가 아주 심하다. 목이 컬컬한게 영 불편하다.

옛날엔 이렇게 목감기에 걸려서도 꼭 담배는 피웠다. 그 기억이 생생하다. 담배를 피우면 담배 연기가 목 안쪽을 긁고 넘어가는 느낌이 그대로 느껴졌다. 지금 생각하면 끔찍하다. 액체도 아닌 기체인 담배 연기가 목을 긁는 게 느껴질 정도면 그 연기가 얼마나 독한 건지. 목 안의 점막이 부어 약해진 상태인데 그곳에다 냄새 맡기도 힘든 담배 연기를 계속 쏘였으니. 목에 무슨 병 안 생긴 게 천운이다. 참 나도 내 몸 갖고 미친 짓 많이 했다.

감기 걸려 코가 꽉 막힌 상태에선 담배를 피워도 담배 냄새나 맛을 못 느낀다. 그런데도 왜 그리 담배를 피워댔을까. 그렇게 피우고 나서 콜록콜록 몇 번 하면 시커멓게 뱉어지는 가래 덩이라니. 에구, 드러워라.

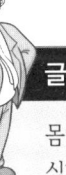

글쓴이 조언

몸이 아프면, 예를 들어 병원에 입원할 정도로 교통사고가 나든가 감기 심하게 걸려 며칠 동안 누워 있어야 하는 경우, 담배 끊으려면 이런 기회를 놓치지 마시오. 그건 하늘이 준 기회라오. 이때는 담배를 적게 피우든가 안 피우게 되니까 마음 굳게 먹고 끊으시오. 건강할 때 담배 끊는 것보다 이런 기회를 이용하면 훨씬 쉽게 금연을 시작할 수 있다오.

◯ 146일째 – 목요일

◯ 147일째 – 금요일

◯ 148일째 – 토요일

◯ 149일째 – 일요일

◯ 150일째 – 월요일

"형, 돈 좀 있어?"

점심시간에 찾아온 동생이 대뜸 한 소리다. 어이쿠 이 녀석아. 내가 무슨 돈이 있냐.

"왜 무슨 일인데?"

"옛날에 대출 받은 게 있는데 갚으라네."

"얼만데?"

"삼천만 원. 이천만 원은 마련했는데…. 형이 천만 원만 어떻게 좀 안 될까?"

며칠 담배 생각 안 하고 잘 지낸다 했다. 얼마 전에 친구한테 빌려줬다가 떼인 돈에서 이제 겨우 벗어나나 했더니 또 돈 문제다. 자존심이 강해서 어지간하면 돈 이야기 안 할 녀석인데 오죽 급했으면 형한테 손을 벌릴까. 그 사람을 너무 잘 알아도 문제다.

"그래. 어떻게 마련해 보자."

대답은 그렇게 하고 돌려보냈지만, 참 걱정이네.

저녁 때 아내에게 말했더니 묵묵부답이다. 하기야 얼마 전 친구한테 떼인 돈도 결국 집사람이 해결했으니.

하지만 난 안다. 시동생 일이니 결국 집사람은 꼬기작꼬기작 꼬불쳐 놓은 돈 궁시렁궁시렁 내놓을 거다. 그런데 특이한 게 있다. 이런 돈 이야기 나오면 으레 생각나야 하는데, 담배 피우고 싶다는 생각이 전혀 안 든다. 그런게 아니라 담배에 대한 생각 자체가 내 머리 속에 없었다. 그래서 금연일기 쓸 생각도 못했었다.

이 정도 됐으니 이제 이 일기도 그만 쓸 때가 된 듯하다.

151일째 – 화요일

오늘도 역시 담배 생각은 나지 않았다. 고민할 것도 많고, 일도 잘 풀리지 않았지만 이제 그런 일로 담배 피우고 싶은 생각은 들지 않는 것 같다.

처음 담배 끊을 때 가장 두려웠던 건, 고민이 생겼을 때와 작업을 할 때 어떻게 버틸까 하는 거였다. 특히 홍보용 카피와 원고를 쓸 때는 밤을 꼬박 새워야 할 때도 많고, 아침에 보면 재떨이가 수북했다. 밤새 줄담배로 피우면 세 갑까지도 피웠다. 머리에서 온갖 경우수를 생각해야 하고 특이한 아이디어를 짜내야 하니까 당연히 담배를 물고 있었다. 그렇게 담배 피우지 않으면 카피나 원고를 쓸 수 없다고 여겼다.

그런데 지금 생각해보면 참 바보 같은 생각이었다. 머리를 짓이기는 그런 작업을 할 때 담배 피우는 건 습관이었다. 또 미디어의 영향도 컸을 거다. 창작하는 작가들이 고뇌에 찬 표정으로 뿌연 담배 연기 속에서 원고 쓰는 모습. 으레 유명한 작가들은 그렇게 하는 거고, 미디어에서 꼭 작가의 이미지를 그런 식으로 그려왔으니 작가가 아닌 나도 원고 쓸 때는 담배 피워야 한다고 생각했을지도 모른다.

물론 고민이 있을 때 담배를 피우면 어느 정도 진정 효과는 있을 거다. 니코틴에 그런 작용이 있다고 하니까. 하지만 지금의 나를 보면 담배가 사유에 영향을 끼칠 만큼은 아닌 것 같다. 지금 난 담배 없이도 고민 잘 풀고, 카피나 원고 작업도 잘 한다. 밤새우고 난 뒤에는 오히려 끈적끈적한 불쾌감이 아니라 개운한 맛까지 느낀다.

누가 뭐라 해도 나, 담배 끊길 정말 잘했다고 생각한다.

152일째 _ 수요일

153일째 _ 목요일

154일째 _ 금요일

"술 한 잔 할까?"

점심 먹고 들어와 앉자마자 잘 아는 여자 부장님한테 전화가 왔다. 대낮부터 웬 술?

만나보고 안 마실 수가 없었다. 여자지만 언제나 씩씩하고 거리낌 없는 분이다. 카리스마도 강하고, 때로는 누님 같고, 겉으로는 강하지만 속정이 많은 분. 그래서 내가 거래처 부장이 아닌 인생 선배로서 좋아하는 양반이다.

두 달 전에 초등학교 다니던 딸을 교통사고로 잃었단다. 그 아이, 나도 잘 안다. 예쁘고 또래보다 훨씬 어른스러운 모습이 눈앞으로 휙휙 지나갔다.

그 일 당한 뒤로 집에만 있었는데 이제 사람들 만날 수 있을 것 같아 나왔다가 나 생각나서 전화했다며,

"이 과장 목소리 들으니까 술 먹고 싶어지대."

그러면서 씨익 웃는데 눈에는 이미 그렁그렁하다. 나도 왜 이리 울컥하냐.

술이 들어가고, 아이 이야기 나올 때마다 부장님 담뱃갑에, 손이 몇 번씩이나 갈 뻔했다. 세상에 왜 이런 일이 생기는지, 허무하다.

그런데, 그런데 나도 놀란 일이 있다. 분명히 담배에 손은 가는데 정작 피우고 싶은 생각에서 그런 건 아니었다. 그건 버릇이었다. 지금까지 20여 년 가까이 이럴 때는 담배를 피워왔고, 또 피워야 한다는 그런 습관. 이렇게 가슴 아픈 이야기를 들으면서 어떻게 담배를 피우지 않을 수 있느냐는 그런 생각. 절대로 몸은 담배를 원하고 있지 않았다. 그건 확실히 알 수 있었다. 이제는 진짜 어느 정도 담배에서 벗어난 듯하다.

사무실엔 못 들어간다고 전화하고 부장님과 오후 내내 술을 마셨다. 이 기분에는 사무실에 들어가도 어차피 일 못할 테니.

155일째 – 토요일

156일째 – 일요일

157일째 – 월요일

158일째 – 화요일

159일째 – 수요일

160일째 – 목요일

161일째 – 금요일

162일째 – 토요일

163일째 – 일요일

164일째 – 월요일

165일째 – 화요일

10일 넘게 담배 생각이 전혀 안 났다. 이제 거의 끊은 것 같다.

힘들었다. 직원 둘 데리고 어젯밤을 꼬박 새우고, 아침에 사우나 다녀와서 하루 종일 밥 먹을 시간도 없이 일했다.

카피, 홍보 원고, 샘플 디자인 등등을 몇 개씩이나 만들어야 하는데 봐야 할 자료만 1,500페이지가 넘는다. 이럴 때 정말 미친다. 거의 불가능한 일을 불가능한 시간 내에 해내라고 하면. 그래도 해야 한다. 그래야 계속 거래 유지하며 먹고 살 수 있으니까.

아무 것도 없는 상태에서 무언가를 만들어내야 하는 작업은 피를 말린다. 쌈빡한 아이디어가 안 나와 밤 12시에 회사 앞 작은 공원을 걷고 걷고 또 걷고. 1시간 넘게 어슬렁거려 괜찮은 거 하나 건졌다.

만약 내가 담배를 끊지 않았다면 어제부터 오늘까지 적어도 다섯 갑 이상은 피웠을 거다. 이 정도 급하게 해야 할 일이었다면, 옛날엔 담배를 입에 물고 살았을 거다. 아침에 문득,

'허 참, 대견스럽네. 밤새 담배 생각을 안 하다니.'

이제 그런 생각을 할 정도로 여유가 생겼다.

옛날에 작가들은 절대 담배 못 끊을 거라고 여긴 적이 있었다. 얼마나 미련한 생각이었는지. 담배 피우면 오히려 머리가 둔해져 좋은 생각도 안 날 텐데. 창작한다고 지금도 골방에서 죽어라 담배 피워대는 사람이 있다면 이 말을 해주고 싶다.

"한번 끊어 보시오. 분명히 더 좋은 글이 나올 테니."

만약 담배 끊지 않았더라면 어제와 오늘 나의 폐와 뇌 세포 수백만 개는 고스란히 황천길로 갔을 거다.

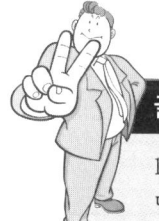

글쓴이 조언

10년 이상 담배 피웠다면 그 습관은 절대 버리지 못한다오. 담배 끊으면 담배 피우던 습관이 다른 습관으로 교체되는 거라오. 그리고 자기 습관을 버리는 것보다 다른 걸로 교체하는 게 훨씬 쉽다오. 담배 끊기에는 성공했는데 자기도 모르게 담배 피우던 습관이 먹는 습관으로 바뀌는 경우가 많다오. 그러면 대책없이 살이 찐다오. 그러니 담배 피우던 습관 대신 다른 좋은 습관을 넣으려고 노력 하시오. 예를 들면 운동, 등산, 독서 등을 넣으시오. 한번 해보면 새 습관들이기가 평소 때보다 훨씬 쉽다는 걸 알게 될 거요.

166일째 – 수요일

167일째 – 목요일

168일째 – 금요일

169일째 – 토요일

170일째 – 일요일

171일째 – 월요일

172일째 – 화요일

173일째 – 수요일

174일째 _ 목요일

175일째 _ 금요일

제일 위험한 시기가 되었다. 담배 끊을 결심도 가장 많이 하고, 또 끊었던 사람들은 다시 피우게 된다는 그 공포의 시기, 연말이다.

줄줄이 송년회 일정이 들어온다. 이거 한 20일을 어떻게 도망 다니나.

어제 거래처 첫 송년회가 있었다. 작은 회사인데 우리 담당이 임신 2개월이라 어쩔 수 없이 내가 참석했다. 그런데 이렇게 대타로 송년회 참석하면 제일 큰 문제가 상대 회사의 담당자와 책임자를 빼곤 아는 사람이 없다는 거다. 술 먹기 전까지는 그냥 꿔다놓은 보리자루마냥 멀뚱멀뚱 앉아 있기 십상이라는.

난 젊게 살려고 노력하지만 그래도 이제 나이가 있는지라 처음엔 분위기 참 뻘쭘했다. 생판 모르는 사람들과 술 마시며 재미있는 척 해야 하는 거, 난 연기를 못해서 영.

괜히 술만 마시게 된다. 그리고 담배. 이런 자리에서는 피우고 싶어서가 아니라 어색하고 할 일 없으니까 피우는 거다. 여기저기서 담배 피워대고 술도 어느 정도 들어가니까 처음엔 나도 약간 피우고 싶었다. 그런데 자연스럽게 금연 이야기가 나와서, 오히려 분위기가 좋아졌다. 의외로 담배 끊은 사람이 많았다. 담배 끊으면서 힘들었던 일이 화제가 되면서 분위기 쌈빡해졌다. 결국 형님 동생 누나 해가며 취할 때까지 마셨다.

담배, 전혀 생각나지 않았다.

176일째 – 토요일

177일째 – 일요일

178일째 – 월요일

179일째 – 화요일

180일째 – 수요일

181일째 – 목요일

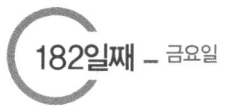 182일째 _ 금요일

  그 동안 송년회가 두 번 더 있었지만 담배 때문에 힘들지는 않았다.

  며칠 동안 뒤숭숭하게 하던 연봉이 해결 되었다. 다른 직원들한테는 미안하다. 다 동결되었는데 나만 조금 올랐다. 대신 직원들에게는 성과급 명목으로 연말에 더 주기로 했으니까 뭐.

  연봉 해결되니까 속이 다 후련하다. 그런데 그 동안 의식하지 못했던 게 있었다. 신나게 스트레스 받을 때는 담배 생각이 안 나다가 그게 풀리고 나니까 문득,

  '딱 한 대만 피워 봐?'

  생일 때 먹고 싶지 않은데도 꼭 케이크를 잘라야 생일 제대로 축하한 듯한 그런 느낌. 아마 이것도 습관일 게다.

  하지만 안다. 딱 한 개비 피우면 그걸로 금연은 다시 시작해야 한다는 걸. 그리고 담배 생각이 난다는 거지 꼭 피우고 싶어서 몸 배배 꼬는 옛날 같은 그런 건 아니다. 또 그 동안 잊고 있던 게 있다. 그 목소리, 낮고 은근한 남자 목소리.

  "어때? 딱 한 대만 응? 한 대만 피워 봐 응?"

  그 소리가 이젠 들리지 않는다.

183일째 – 토요일

184일째 – 일요일

185일째 – 월요일

186일째 – 화요일

187일째 – 수요일

188일째 – 목요일

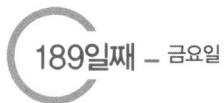 189일째 _ 금요일

어제 또 송년회가 있었다. 얼굴 도장 찍어야 하는 자리.

밤늦게까지 술 진탕 퍼마시고 술자리는 끝났는데, 문제는 그때부터 내 발동이 걸린 거다. 그렇다고 많이 먹고 싶은 게 아니라 맥주 한두 잔 정도 더 먹고 싶은 그런 거.

12시가 넘어 누굴 불러낼 수도 없고 지하철도 끊겨 혼자 맥주 집에 들어갔다. 그게 문제였다. 혼자 술 마시니까 엄청 담배 생각이 나는 거다. 몸이 담배를 당겨서가 아니라 술 먹는 일 말고는 달리 할 일이 없으니까 피우고 싶은 거다. 이야기 상대도 없이 혼자 술 마시니까 습관처럼 담배를 피우고 싶었다.

몸에서 원하지 않아도, 아니 취한 몸도 원했을 거다. 다만 몸이 원하지 않았다고 믿고 싶은 거다. 하여튼 담배 피우고 싶었다. 그것도 아주 강하게.

'이걸 그냥 피워? 말어?'

하지만 그럴 수는 없었다. 지금까지 참아온 시간이 너무 아까워서.

190일째 – 토요일

191일째 – 일요일

192일째 – 월요일

193일째 – 화요일

194일째 – 수요일

195일째 – 목요일

196일째 – 금요일

197일째 – 토요일

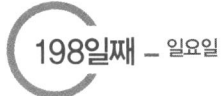

198일째 - 일요일

199일째 - 월요일

이제 담배 거의 끊은 것 같다. 담배 생각이 나야 일기를 쓰든가 말든가 하지.

잊고 있다가 이 일기 쓰려고 하면 오히려 담배 생각이 나기도 한다. 이제 이 금연일기가 담배 끊는데 방해가 되려 한다.

 **Health** 언론사 담배 정보

담배로 버리는 시간

하루 20개비 피우는 사람이 1개비 피우는데 5분 걸린다면,
5(분)×20(개비)=100(분) → 하루에 1시간 40분
100(분)×365(일)=36,500(분) → 1년에 608시간
즉 1년에 25일(600시간), 즉 거의 한 달이라는 시간을 아무 일도 안 하고 오로지 담배만 피우면서 보낸다.
물론 이건 담배 피우기 위해 움직이는 시간을 뺀 순수하게 담배 피우는 시간만 계산한 것이니 실제로 담배 사러 돌아다니는 시간까지 합치면 훨씬 많다.

260일째 – 금요일

요새 들어 코가 더 예민해졌다. 버스나 전철을 타면 향수 냄새가 날 때가 있다. 그 중에는 아주 자극적인 냄새가 있다. 그럴 땐 참다참다 결국 다른 곳으로 자리를 옮긴다. 주위 사람들은 아무렇지도 않은 표정인 걸 보면 내 코가 좀 이상해진 것 같다.

특히 차 안에서 마늘 냄새는 정말 못 참겠다. 안주로 마늘 먹은 사람이 옆에 타면 죽을 지경이다. 옛날 담배 피울 때는 옆에서 마늘 냄새 풀풀 풍겨도 괜찮았다. 그런데 이제는 구토가 나오려 해서 자리를 옮겨야 한다. 내가 생각해도 담배 좀 끊었다고 별 꼴값을 다 떤다. 그만큼 코가 예민해졌다. 이게 좋은 건지, 나쁜 건지 모르겠다.

요즘은 담배 완전히 끊었다는 생각이 든다. 스트레스를 받거나 술이 떡이 돼도 담배 생각은 안 난다. 이대로 쭉 갔으면 좋겠다.

 Tip 학자들이 말하는 믿거나 말거나 시간별 금연 효과 _ 270일 후

담배 끊은 270일이 지난 당신 몸은, 기력이 생기고, 마른기침이나 코 울혈이 줄어들고, 공연히 숨이 차지도 않고, 담배로 인해 망가졌던 폐 속의 섬모가 다시 자라나 폐 기능이 좋아졌을 거요.

268일째 _ 토요일

담배를 맛있게 피운다. 한 모금 맛있게 빨고 연기를 길게 내뿜는다.

"후아, 죽인다. 이 좋은 걸… 엉?"

이게 아니다. 나 담배 끊었는데? 지금 내가 왜 담배를 피우지? 아이고, 큰일 났다. 이거 한 대 피면 계속 피우게 되는데. 후다닥 담배를 비벼 끈다.

"내가 미쳤다. 내가 미쳤어. 그 동안 어떻게 참은 담밴데…. 이제 어떡해? 어떡해?"

억울해 눈물까지 나올 지경이다. 어떻게 참아온 담밴데…. 어떻게 끊은 담밴데…. 화들짝 깨어 눈만 말똥말똥. 한동안 정신이 없다. 여기가 어디지? 방 안이다.

'와, 꿈이다.'

그때 그 기분. 현실처럼 생생하게 맛까지 뚜렷이 느낄 수 있는 담배 피우는 꿈. 한참이 지난 뒤 그게 꿈이라는 걸 알고 얼마나 안심이 되는지. 이런 기분은 담배 끊어본 사람만 알 수 있다. 요새 이런 꿈 가끔 꾼다. 이것도 담배 끊어가는 과정일 거다.

오늘 눈이 엄청 많이 왔다. 이럴 때 담배 한 개비 피워줘야 하는데 하는… 그런 생각이 이제는 안 난다. 이제 담배는 완전히 끊은 것 같다. 가끔 생각나기도 하는데 그건 그저 그런 생각을 해볼 뿐이지 담배를 피우고 싶다는 건 아니다.

불가능할 것 같았던 일을 해 냈다는 생각에 내가 대견스럽다.

352일째 _ 금요일

    요즘 담배 생각이 많이 난다. 완전히 끊은 줄 알았는데 그게 아니었나 보다.
    앞에 걸어가는 사람이 피우는 담배 연기가 구수하게 느껴지고 술을 먹을 때, 처음부터는 아니지만 어느 정도 취해서 주위 사람이 담배를 피우면 나도 피우고 싶어진다. 그렇다고 못 참을 정도는 아니다. 그런데 이게 더 무서운 것 같다.
    나는 분명 못 참을 정도는 아니라고 가볍게 생각한다. 그리고 이제는 얼마든지 참을 수 있다고 느낀다. 그런 마음에 술자리에서 장난삼아 담배를 물어보기도 했다. 그런데 이렇게 담배를 입에 물고 있으면, 담배 피우는 게 아무 것도 아닌 것처럼 느껴진다.
    '이제 담배는 완전히 끊었는데 뭘. 이건 그냥 장난일 뿐이라고.'
    이런 생각이 든다. 그러면서 장난이라고 여기며 불까지 붙여보려 한다. 진짜 장난이다. 추호의 의심도 없이 그냥 장난이라는 생각이다.
    만약 불 한 번만 붙이면, 금연은 그걸로 끝이다. 담배는 그만큼 간교하다.
    또 다시 끊으려고 처음의 그 과정을 거쳐야 한다면 아휴, 생각만 해도 끔찍하다. 다시 그 과정을 거치면서 끊으라고 한다면 차라리 나는 계속 피우고 말 거다.
    1년 정도에 고비가 온다더니 지금이 그때인 것 같다.
    요새 내가 느끼는 이 감정은, 아무리 아니라고 해도 분명히 담배를 피우고 싶어 하는 거다. 그것도 상당히 강하게.

1년 113일째 _ 월요일

민물낚시만 하다가 어제 처음으로 바다낚시를 해봤다.

뱃전에 보이는 넓은 바다, 직접 잡아서 뜬 회, 마음 맞는 친구들. 끝내준다. 술을 안 먹을래야 안 먹을 수 없다.

그런 분위기에 취해 그 동안의 노력이 물거품 될 뻔했다. 골초 친구가 뱃전에서 담배를 피워 무는데, 그게그게 왜 그렇게 멋있어 보이는지. 나도 피우고 싶었다. 아주아주 많이.

별의별 생각이 다 들었다.

'여기서 딱 한 대만 피우고 안 피우면 되지.'

'어떤 녀석은 술자리에서는 피우고 평소에는 안 피우던데 나도 그러면 되지 않을까?'

'어차피 언젠가는 다시 피우게 될 건데 지금 피우지 뭐.'

내가 담배 피우라고 내 자신을 설득하고 있었다. 천하에 못된 녀석 같으니.

그 담배 생각은 완전히 분위기 때문이었다는 걸 안다. 사방이 바다와 하늘이고, 소주와 회에, 마음 맞는 친구들이 있는 분위기. 그런 분위기는 엄청나게 담배를 당겼고, 난 거의 피울 뻔했다.

사무실에 돌아온 오늘까지 그 여파가 남아 있다. 키보드를 두들기면서도 여전히 담배 생각이 많이 난다. 담배 끊은 지 한 달 정도 되었을 때와 비슷한 증상, 그러니까 얇은 막에 싸인 듯한 혀의 느낌과 달디 단 침맛 등등.

이제 다 끊었다고 생각했는데 그게 아니었다. 담배는 완전 찰거머리다. 끊은 지 1년이 넘었는데도 떨어질 줄 모르는 찰거머리.

하지만 몸이 고통스럽거나 참기 힘든 그런 정도는 아니다. 충분히 참을 수 있는 그런 유혹이다.

Tip 학자들이 말하는 믿거나 말거나 시간별 금연 효과 _ 1년 후

담배 끊은 1년이 지난 당신 몸은, 심장 질환에 걸릴 확률이 담배 피우는 사람에 비해 절반으로 줄어들었을 것이요.

1년 260일째 _ 금요일

오늘 담배 생각은 안 나지만 술 먹은 다음날이라 오랜만에 문득 금연일기가 생각났다.

어제 술판이 컸다. 여자, 남자, 늙은이, 젊은이 들들. 오랜만에 만난 사람들이었기에 막걸리에서 소주, 맥주, 노래방까지. 다행히 양주까지는 안 갔다.

필름이 거의 끊기도록 마셨는데, 담배 생각은 전혀 안 났다. 사람들 담배 무지하게 피워대는 데도 전혀 피우고 싶다는 생각이 안 났다. 생각이 안 난 정도가 아니라 아예 담배를 의식하지도 못했다. 내가 담배 피울 줄 안다는 생각 자체를 잊은 상태였다. 담배 피우는 사람은 피우는 거고, 난 안 피우는 거라는 완전한 무심의 상태. 담배 끊다보니 이제 나도 도인이 되나 보다. 성철 스님인가 하는 분이 '산은 산이요 물은 물이다' 라고 했다지 아마.

술자리에서 이렇게 완벽하게, 담배에 아예 신경도 쓰지 않은 건 처음 있는 일 같다. 너무 신기해서 금연일기를 쓴다. 그렇다고 완전히 끊은 건 아닐 것이다. 담배가 어떤 녀석인데 그렇게 쉽게 물러가겠는가. 그리고 나도 안다. 담배 피웠던 사람이 담배를 완전히 끊는 건 불가능하다는 걸. 단지 끝까지 참을 뿐이라는 걸.

1년 334일째 – 화요일

어제 밤새우고 새벽에 퇴근했다. 택시 타고 텅 빈 도로를 오는데 문득 담배 생각이 났다.

담배야, 오랜만이다.

가끔 그냥 문득 담배 피워보고 싶다는 생각이 들 때가 있다. 오늘은 피곤해서 그랬는지 잠깐 눈 붙인 뒤 아침밥 먹고 화장실에 갈 때 잠깐, 그리고 오전 10시에 다시 출근할 때 또 한번. 그렇게 문득문득 담배 생각이 났다. 충분히 참을 수 있는 정도지만 의외로 강한 유혹이었다.

요즘도 가끔 담배 피우는 꿈은 꾼다. 생생한 것과, 그게 꿈인지 현실인지 잠시 동안 헷갈리는 것도 비슷하다. 하지만 이제 담배 생각이 나더라도 그것 때문에 괴롭거나 고통스럽거나 혹은 업무에 방해가 된다거나 하는 정도는 아니다. 그냥 한번 피워보고 싶다는 생각을 가볍게 '느낄' 정도다.

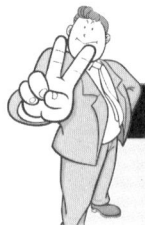

글쓴이 조언

담배 끊은 지 1년이면 거의 완전히 끊었다고 할 수 있다오. 하지만 담배는 방심하면 다시 피우게 된다는 걸 잊지 마시오. 3년 끊었다가 다시 피우는 사람도 난 몇 명 보았소. 그런 사태를 막기 위해 이때부터는 담배 냄새가 역겹다는 생각을 항상 하시오. 담배 냄새가 나면 역겹다며 피하는 흉내를 내고, 일부러 얼굴을 찡그리시오. 생각과 일상 행동을 그렇게 하다보면 어느 날부터는 담배 냄새가 진짜 역겨워진다오. 그런 마음 상태를 만들어놓으면 다시 담배를 안 피우게 될 확률이 훨씬 높아진다오.

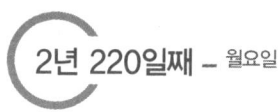
2년 220일째 - 월요일

담배에 대해 잊고 살았다.

어제 저녁에 공원에서 운동 하는데 어디선가 담배 연기가 밀려왔다. 조깅 코스에서 웬 담배 연기? 의아해서 봤더니 50대쯤 된 양반이 담배를 피우면서 열심히, 정말 열심히 뛰고 있었다.

'허 그 양반 참 어지간 하구만.'

웃음이 나왔다. 도대체 얼마나 담배가 좋으면, 건강 지키려 운동하면서 담배를 피울까? 그걸 보니까 그 동안 내가 담배 생각을 전혀 하지 않고 살았구나 하는 생각이 들었다. 곰곰이 되짚어 봐도 이제 술 먹을 때나, 스트레스 받을 때도 담배부터 생각나지는 않은 것 같다. 좋은 현상이야. 암, 좋은 현상이고말고. 그 동안 어떻게 견뎌온 세월인데, 이제 이 정도는 돼야지.

2년 295일째 – 토요일

생각해보면, 어떻게 내가 담배 끊을 생각을 다 했는지 기특해 죽겠다. 매일 네가 죽나 내가 죽나 술이나 퍼마실 줄 알더니 때로는 사람 같은 일도 한다.

오늘 왜 갑자기 이 일기 쓸 생각이 났냐면 퇴근하면서 예전의 나를 봤기 때문이다.

퇴근길, 버스 기다리는데 30대 초반의 양복쟁이가 옆에서 담배에 불을 붙였다. 그런데 아마 자기 탈 버스가 저쪽에서 오고 있는 모양이었다. 왜 그 머피의 법칙이란 거 있잖은가, 꼭 담배 불붙이면 버스 온다는.

그때부터 '담배쇼'는 시작되었다. 이 양반 담배 빨아대는데, 진공청소기 최대치였다. 양볼이 쑥 들어가도록 빨면서 코로는 증기기관차 굴뚝처럼 연기를 뿜어내고. 볼 쭈우욱, 코 뿜뿜, 볼 쭈우욱, 코 뿜뿜. 한 모금이라도 더 빨려고 얼굴이 벌게지도록 힘을 쓰는데, 쇼도 그런 쇼가 없었다. 난 입 쩍 벌린 채 구경하고.

그렇게 빨아대니까 버스가 도착할 때쯤, 그 몇 초 동안 담배는 거의 필터 부분까지 타들어갔고, 담배엔 형태 그대로 뻘건 재가 매달려 있었다. 세상에나, 세상에나. 이건 뭐 고삐이나 신병 훈련소 화장실도 아니고 저게 뭔 짓이라냐?

남 말 할 거 없다. 나도 저랬으니까. 저러는 나를 누군가 지금 나처럼 쳐다보면서 '세상에나, 세상에나'를 중얼거렸을 거다. 그나저나 저렇게 빨아댄 저 사람 목구멍은 괜찮을까?

아, 누가 나한테 당신이 지금까지 살면서 제일 잘한 일은 무어요? 라고 묻는다면 난 두 말없이 대답하겠다.

"담배 끊은 거요."

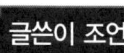

글쓴이 조언

담배 끊은 지 3년 정도 지나면 가끔 약하게 담배 생각 날 때가 있다오. 이 때 많은 사람들이 실수를 한다오. '지금은 담배 맛이 어떨까?' 하는 호기심에 장난삼아 피웠다가 3년 공부 도로아미타불 되는 경우가 많다오. 3년 정도 지나면 담배는 얼마든지 참을 수 있으니, 아니 '참는다' 는 말을 쓸 필요도 없이 그냥 안 피울 수 있으니 괜한 장난은 하지 마시오. 비싼 전복죽 쒀서 개 주게 된다오.

3년 90일째 – 목요일

가끔 담배 피우고 싶다는 생각이 들기도 한다. 요즘 술좌석이 많아지면서 더 그런다. 그런데 담배 생각이 예전 같지는 않다. 같이 있는 사람이 담배 피우면 나도 한 개비 물고 있을 여유까지 생겼다. 그냥 장난삼아 입에 물고 있어도 이제 별다른 생각이 안 든다.

그런데 가끔, 며칠 밤샘을 하여 피곤하거나 담배 무지하게 피워대는 술자리에 오래 있거나 하면, 가끔 담배를 피우고 싶다는 생각이 들기도 한다. 물론 이때의 생각도 '욕구'라고 표현하기는 적절하지 않다. 그 정도는 아니다. 그냥 스치듯 담배 생각이 날 정도다.

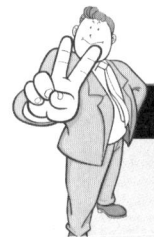

글쓴이 조언

담배는 끊는 게 아니라 평생을 참는 거라오. 끊은 지 3년이 지난 나도 가끔 담배 피우고 싶을 때가 있다오. 그게 담배를 한번 배웠던 사람이 평생 짊어지고 가야 할 원죄라오. 왜냐하면 우리 뇌는 담배 피웠을 때의 느낌을 이미 기억하고 있기 때문이라오. 그건 마치 자전거나 차 운전처럼 한번 배워두면 언제라도 할 수 있는 것과 같다오. 담배도 한번 피웠던 사람은 언제든지 다시 피울 수 있다오. 오직 참는 거라오. 평생토록, 죽을 때까지.

3년 268일째 – 일요일

"형, 가족끼리 산에 한번 가죠."

애가 갑자기 왜 이래? 이 녀석아, 일요일은 집에서 푸욱 쉬는 거지 산은 뭔 산?

동생이 뜬금없이 산엘 가자는 말에 내 눈이 휘둥그레진다. 난 산 별로 안 좋아한다. 산에 가본 지가… 아마도 3년 전엔가, 친구들 모임에서 가평 뒷산 200여 미터 올라가다가 힘들어 죽을 뻔한 뒤로는 산 근처에도 안 가 봤다.

"그래요, 가요."

집사람까지 거들고 나선다. 나만 빼고 우리 집 식구들 산 좋아하는 거 다 안다.

도살장에 소 끌려가는 듯, 가까운 관악산에 갔다. 집사람, 동생 부부 그리고 딸아이에 조카 녀석들까지, 전부 잘들 올라간다. 나만 안 올라갈 수도 없고, 이거 참 미치겠네. 그런데, 그게 아니다. 어? 이게 뭐야? 내가 왜 이래? 내가 미쳤나? 숨이 안 찬다. 다리랑 허리도 안 아프고. 정말이다. 정말 괜찮다.

이야, 이것도 담배 끊은 효관가? 아니다. 그 동안 저녁 때 달리기랑 걷기를 꾸준히 한 효과도 있을 거다. 그래도 그렇지. 이 정도일 줄이야.

나 이제부터 등산 다닐 거다. 산이 이렇게 좋은 줄 처음 알았다. 공기 좋고, 경치 좋고, 운동 되고, 머리 맑아지고. 뭐 하나 버릴 게 없다.

담배 끊으니까 내가 등산하겠다는 소릴 다 하고. 세상 오래 살고 볼 일이다.

3년 301일째 – 금요일

이제 이 금연일기도 그만 써야겠다. '완전히' 라는 말은 할 수 없지만 어느 정도 담배는 끊은 것 같다. 길 갈 때 앞에서 담배 피우며 가는 사람이 있으면 콱 한 대 때려주고 싶을 정도가 되었다.

걸으면서 담배 피우면 담배 연기가 고스란히 뒷사람에게 오는데 그 냄새가 아주 역겹다. 예전에 나도 걸어가면서 담배 많이 피웠다. 그때마다 얼마나 많은 사람이 내 뒤통수에 대고,

"저 ××놈. 콱 폐암이나 걸려라."

이런 저주를 했을지. 허 참, 생판 모르는 사람들한테 그런 욕먹고 살았을 걸 생각하면.

앞에서 담배 피우며 가는 사람 있으면 난 총총총 빨리 걸어 그 사람 앞으로 간다. 그리고 버릇처럼 한번 뒤돌아본다. 잘 생긴 사람도 있고, 후줄근한 사람도 있다. 그런데 공통점은 모두 다 지저분해 보인다는 거다. 단정한 머리하며 멋진 양복을 입었는 데도 왠지 지저분해 보인다.

내가 앞으로 가서 뒤돌아보면 그 사람도 무슨 일인가 싶어 나를 쳐다본다. 그 사람은 모를 거다. 자기가 피우는 담배 냄새 맡기 싫어 내가 앞으로 왔다는 걸. 나도 예전에 담배 피울 때 가끔 '여자들이 왜 내 앞으로 뛰어가지?'라고 의아해 했으니까.

이 정도로 담배 냄새가 싫어진 걸 보니 이제 담배를 끊긴 끊은 모양이다. 이렇게 되기까지 꼭 3년 10개월이 걸렸다.

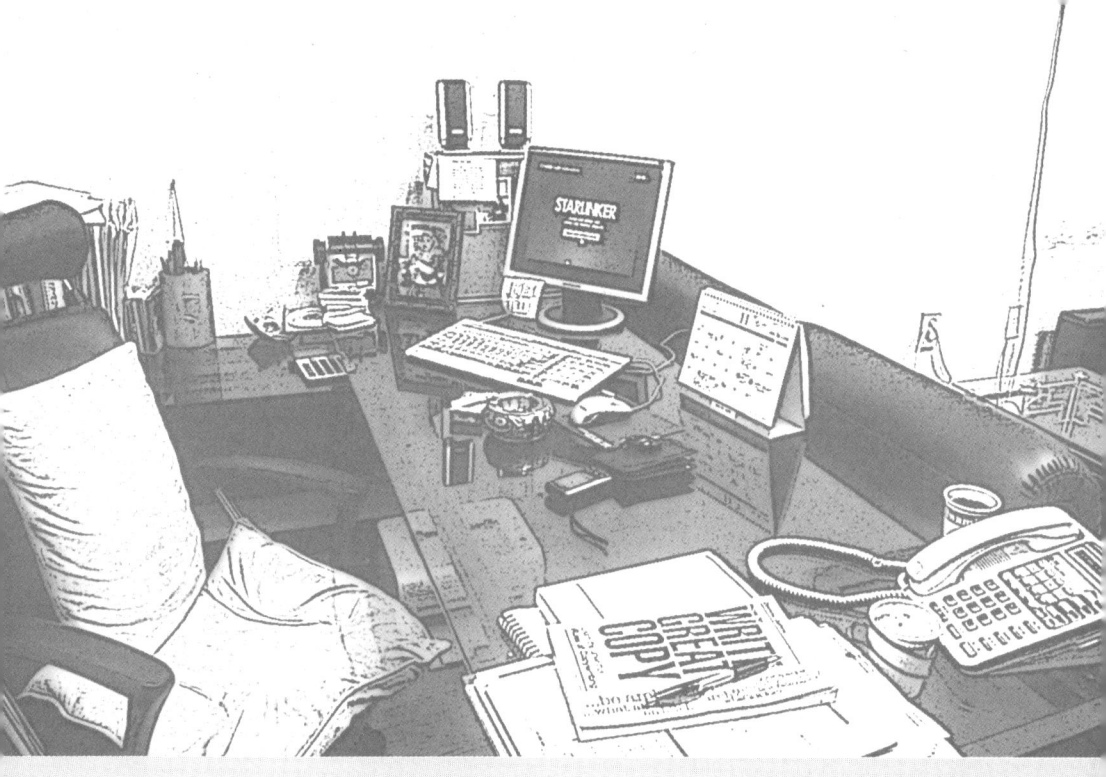

제4장

38세, 향연은 끝났다

오늘

만약 내가 지금까지 계속 담배를 피웠다면 어떻게 되었을까? 물론 내 친구들처럼 아직까지 건강에 별 이상없이 회사 잘 다니고 있을 거다. 하지만, 하지만, 만약에, 이건 정말 만약인데… 내가 '담배병'이라도 걸려 드러눕는다면 아내와 딸아이는 어떻게 될까? 나만 믿고 사는 저들은?

지금처럼 일요일 날 한 시간이라도 더 자려 꼼지락거리는 내 귀에다 대고,

"아잉, 아빠, 응, 공원 가자. 응? 응? 응?"

귀 간질간질 속삭여 더 잘 수 없게 만드는 딸아이의 목소리를 들을 수 있을까?

어린이집 끝나면 집으로 뛰어와 초인종 누를 시간도 없다는 듯 문 두드려대며,

"엄마, 엄마, 엄마, 나, 나, 나, 배고파."

우당탕퉁탕 들어와 아내가 만든 계란토스트를 허겁지겁 먹으며 입가에 하얀 우유 묻힌 채 씨익 웃는, 티 하나 없는 딸아이의 얼굴을 볼 수 있을까?

아닐 거다. 딸아이는 터덜터덜 목에 건 열쇠로 문 열고 들어와 아무도 없는 거실 한쪽 구석에 앉아 훌쩍훌쩍 울 거다. 빵 한 조각 챙겨주는 사람 없고, 냉장고 속 차디찬 우유 먹고 싶은 마음도 없이. 병원에 누운 아빠 옆에 있어야 하는 엄마만 하염없이 기다리다 쪼그려앉은 채 잠이 들 거다.

물론 담배 피우지 않아도 병 걸릴 사람은 걸린다. 하지만 적어도 4~5

배는 덜 걸릴 거다. 담배에 관한 워낙 뻥이 심한 게 언론이란 건 안다. 그래서 사실인지 아닌지는 모르지만 담배 피우면 폐암은 5배, 치매는 2배라는 식으로 연말연시 되면 꼭 떠들지 않은가. 그런데 참 이상한 게 있다. 나도 그랬지만 내 주위 사람들은 이 2배, 3배를 아주 우습게 생각한다. 곰곰이 생각해 보면 엄청난 차이인데.

우리나라 20대 남자 평균키가 1미터 73센티미터인데, 2배 더 크다면 3미터 46센티미터이고 3배 더 크다면 5미터 19센티미터다. 내 몸무게가 70킬로그램인데 2배 더 나가면 140킬로그램이고 3배는 210킬로그램이다. 이건 사람이 아니고 돼지다. 내가 밥을 하루 세 끼 먹는데, 그 2배를 먹는다면 6끼이고 3배를 먹는다면 9끼다. 하루 종일 밥만 먹어야 된다. 난 하루에 7시간 자면 충분한데, 2배를 더 잔다면 14시간, 3배를 더 잔다면 21시간을 잔다는 말이다. 하루 종일 자야 한다. 내가 고속도로를 시속 100킬로미터로 달리는데, 그 2배로 달린다면 200킬로미터고 3배로 달리면 300킬로미터다. 차가 아니라 비행기다. 부산까지 가는데 6시간 걸리는데 2배는 12시간이고, 3배는 18시간이다. 그런데 담배 피우면 무슨 무슨 병 걸릴 확률은 2배, 3배가 아니라 몇 십 배나 된다고 한다. 몸무게 70킬로그램인 사람은 몇 십 톤, 즉 담배 피우면 그 병에 진짜 걸린다는 이야기다.

내가 담배 끊게 된 동기는 몇 년 전 친구들과 가평 모임 때문이었다. 그때 나는 민박집 뒷산 200여 미터 오르고 심장이 목구멍으로 튀어나오는 줄 알았다. 그런데 담배 끊고 지금은 어떤 줄 아는가?

관악산 서쪽 끝은 삼성산 불영암이라는 작은 암자가 있는 금천구다. 그곳에서 산을 오르기 시작해 호압사가 있는 호암산을 거쳐, 관악구인 서울대 뒤쪽 무너미고개 지나, 학바위능선과 삿갓승군을 올라 연주암과 연주대의 과천시를 거쳐, 다시 마당바위와 하마바위 지나 동작구 사당역까지. 지금 난 관악산 서쪽 끝 금천구에서 동쪽 끝 동작구까지를 간식 먹기 위해 두세 번 쉬며 5시간 안에 완주할 수 있다. 그렇다고 내가 등산을 오래 한 것도 아니다.

숨이 차 산이라면 거들떠보지도 않던 내가 산을 찾기 시작한 건 겨우 7개월째다. 한 달에 두세 번, 그것도 일이 바빠 휴일 오전 반나절만 산을 찾은 게 이 정도다.

그리고 담배 끊은 뒤로 감기에 걸린 건 딱 두 번, 한번은 담배 끊고 다섯 달 째인가 목감기 심하게 걸린 거 외에는 '내가 감기 걸린 건가?' 할 정도로 가벼운 증상의 감기였다.

또 있다. 담배 끊으면 살찐다고? 천만에, 난 담배 끊기 전보다 지금 11킬로그램이나 줄었다. 이게 내가 담배 끊은 결과다.

그렇다고 나는 누구에게 담배 끊으라고는 말 안 한다. 예전에 담배 끊은 친구들이 나에게 담배 끊으라고 하면,

"너나 담배 끊고 백 살 넘어 온 벽에 금당벽화 통칠할 때까지 사세요. 난 이대로 살다 죽을 테니."

내가 그랬다. 그래도 두세 번 더 말하면 '빙신, 담배 좀 끊었는갑다'라며 속으로 비웃기까지 했다. 그래서 난 누구에게 담배 끊으라고 안 한

다. 내가 백 번 말해도 자신이 느끼지 못하면 못 끊는다는 걸 알기 때문이다. 다 때가 있는 거다. 몸이 망가지든가 나처럼 어떤 계기가 있던가. 그래도 못 끊는 사람은 못 끊는다. 우리 윗집 노인네는 폐암 선고 받고도 밤마다 계단에 쪼그리고 앉아 담배 맛나게 피우다 가셨다.

담배는 나쁘다고 자기가 느끼기 전에는, 끊어야겠다고 몸이 느끼기 전에는 절대 못 끊는다. 그런데 우리 사람이란 워낙 미련한 동물이어서, 꼭 고칠 수 없을 정도로 몸이 망가지고 난 후에야 느낀다는 게 문제다.

내가 담배 끊은 건 천운이었고, 조상의 음덕이었고, 신의 보살핌이었다. 그 점에서는 하늘에 감사한다. 만약 누가 나에게 '당신이 지금까지 살면서 가장 잘 한 일과 잘못한 일이 무엇이오?'라고 묻는다면 난 이렇게 대답할 거다.

"내가 지금까지 살아오면서 제일 잘못한 일 한 가지는 담배 배운 거고, 제일 잘한 일 한 가지는 담배 끊은 거라오."

골초 이 과장의 죽자사자
금연분투기

펴낸날 2008년 1월 15일 초판 1쇄
           2018년 10월 31일 초판 5쇄

지은이 이현우
펴낸이 모이현
펴낸곳 고래북스

주 소 경기도 파주시 탄현면 새오리로 422-12
전 화 (031) 946-2454
팩 스 (031) 948-2454
E-mail goraebooks@hanmail.net

등록 제406-3130000251002002000192호
ISBN 978-89-960408-1-1 03810

책값은 뒤표지에 있습니다.
파손된 책은 구입처에서 교환해드립니다.